Michael de Ridder

Abschied vom Leben

Von der Patientenverfügung bis zur Palliativmedizin
Ein Leitfaden

Pantheon

MIX
Papier aus verantwortungsvollen Quellen
FSC® C083411
FSC www.fsc.org

Klimaneutral
Druckprodukt
ClimatePartner.com/14044-1912-1001

Penguin Random House Verlagsgruppe FSC® N001967

Der Pantheon Verlag ist ein Unternehmen der Penguin
Random House Verlagsgruppe GmbH.

Zweite, aktualisierte Auflage

Umschlaggestaltung: Jorge Schmidt, München
Satz: Ditta Ahmadi, Berlin
Druck und Bindung: CPI books GmbH, Leck
Printed in Germany
ISBN 978-3-570-55356-5

www.pantheon-verlag.de

Inhalt

Einleitung

Dieses Buch ist keines, das sich mit den weitläufigen anthropologischen, philosophischen, religiösen und spirituellen Fragen des Sterbens befasst. Es setzt vielmehr einen Schwerpunkt: Es hat medizinische, pflegerische, ethische und medizinrechtliche Fragen, die sich zum Lebensende eines Menschen mit einer weit fortgeschrittenen Erkrankung stellen, zum Gegenstand. Es möchte nicht allein Kranken und ihren Angehörigen, sondern auch gesunden Menschen, die das eigene Lebensende und das anderer nicht ignorieren, Orientierung, Rat und Hilfe anbieten – in einer Zeit, in der das Sterben manipulierbar geworden ist und viele Menschen den Möglichkeiten und der Macht der Medizin mit Skepsis oder Misstrauen begegnen.

Dabei ist mir bewusst, dass manche Fragen offenbleiben und manche der auf den kommenden Seiten aufgeworfenen Themen strittig sind und bleiben werden. Insofern ist das vorliegende Buch weit davon entfernt, »Wahrheiten zu verkünden«. Es will indes während langer Jahre auf dem Feld der »Lebensendemedizin« gewonnene medizinische Kenntnis und Erfahrung dem Leser – in komprimierter Form – nahebringen, nach bestem Wissen und Gewissen.

Ein Leitfaden für das Sterben? Kann es für ein Ereignis, das so unvorhersehbar ist und sich so individuell vollzieht wie das Sterben, tatsächlich eine Art Anleitung geben? Und wenn dies so ist, könnte eine solche Anleitung angesichts der Unausweichlichkeit des Sterbens Zuversicht, ja Gelassenheit begünstigen, Angst und Leid des Sterbenden (und seiner Angehörigen) mindern? Mit anderen Worten: Kann ein Mensch lernen, zu sterben? Gibt es gar ein »richtiges«, ein »gutes« Sterben?

Nein – erlernbar ist das Sterben nicht. Immer wieder werden wir von Verlegenheit und Scheu, wenn nicht gar von einem Fluchtreflex erfasst, sobald wir das drohende oder tatsächliche Lebensende eines Menschen erleben; um wie viel mehr erst, wenn wir selbst in aussichtsloser Krankheit das Nahen des Todes spüren: Niedergeschlagenheit, Deprimiertheit, Angst und Verzweiflung bemächtigen sich unserer Seele und Gedanken – was hilft da ein Wissen um das Sterben, dem wir niemals werden entrinnen können?

Und doch – unser Sterben findet nicht in einem Vakuum statt. Nie war das Sterben seiner Natürlichkeit so sehr entkleidet wie heute, da es unter mehr oder weniger organisierten Bedingungen stattfindet, selbst im Hospiz. Nie war es enger umstellt von den Möglichkeiten der Medizin, es zu verhindern oder zu erleichtern; nie war es mehr eingebunden in ethische und rechtliche Rahmenbedingungen.

Und eben diese Gegebenheiten, von denen wir uns kaum mehr werden lossagen können, sind es, die, wenn sie auch schwerlich zu verändern sein mögen, doch einem tauglichen Wissen zugänglich sind. In der für Laien kaum durchschaubaren Welt des Lebensendes kann es Patienten und Angehörigen im Vorfeld des Sterbens wenigstens Orientierung bieten und gewisse Weichenstellungen ermöglichen, dem Willen eines Sterbenden zu entsprechen und endloses Siechtum zu verhindern.

Dieses Wissen in seinen Grundzügen zu vermitteln, präzise und doch differenziert, ist der ebenso klare wie bescheidene Anspruch des vorliegenden Buches. Es wendet sich an alle – zumal an Patienten und den ihnen Nahestehenden –, die den Wunsch haben, sich im Labyrinth der Lebensendemedizin zurechtzufinden und in den mit ihr verbundenen medizinischen, ethischen und rechtlichen Fragen und Problemen ein Mindestmaß an Klarheit zu verschaffen. Es versteht sich als ein Begleiter, der dem Leser Kenntnisse an die Hand gibt und ihm helfen will, einen eigenen Weg zu finden, wenn der Abschied vom Leben unabwendbar geworden ist. Die Erläuterung von Begriffen wie »Selbstbestimmung«, »aktive und passive Sterbehilfe«, »Palliativmedizin«, »Koma«, »Wiederbelebung«, »Suizidbeihilfe« und manch anderen, die in diesem Buch thematisiert und erklärt werden, will ihm ein Rüstzeug an die Hand geben, um im Dialog mit sich selbst und anderen unumgängliche Entscheidungen verantwortlich zu treffen.

Nicht allein unter Laien, auch unter Politikern und Juristen, ja selbst unter Ärzten und Pflegekräften als den unmittelbaren Akteuren herrscht in weiten Teilen Unkenntnis über sinnvolles und unangemessenes, über erlaubtes und verbotenes Handeln und Entscheiden am Lebensende. Einem Drittel der deutschen Betreuungsrichter ist der Unterschied zwischen aktiver und passiver Sterbehilfe nicht bekannt, so eine Umfrage im Jahr 2015. Ein hochrangiger CDU-Politiker wandte sich gegen »jede Form der Sterbehilfe« – also auch gegen die passive und indirekte Sterbehilfe, die selbst der Heilige Stuhl in Rom akzeptiert? 93 Prozent der Bundesbürger glauben irrtümlicherweise, dass Suizidhilfe strafbar sei, auch 73 Prozent der Medizinstudenten sind in diesem Irrtum befangen. Selbst Ärzte werten vielfach das Abschalten der Beatmung gemäß dem Willen des Patienten immer noch als verbotene aktive Sterbehilfe. Ein Neurologe droht einer neunzigjährigen schwerstpflegebedürftigen Patientin mit einer Zwangseinweisung in die Psychiatrie, wenn sie noch einmal äußern sollte, ihr Sterben durch Fasten beschleunigen zu wollen. Die Liste an Beispielen ließe sich leicht fortführen.

Grundsätzlich ist hervorzuheben, dass die Rechtsprechung des Bundesgerichtshofs (BGH), angestoßen durch mutige anwaltliche Initiativen, entscheidenden Anteil daran hat, dass sich ein Wandel in der Medizin am Lebensende vollzogen hat. Ohne dessen richtungsweisende Urteile ist die heutige Palliativmedizin und Hospizbewegung nicht denkbar. Nicht die Ärzteschaft hat diesen Paradigmenwechsel initiiert und vollzogen, sondern Richter des BGH waren es, die bestehendes, im Grundgesetz niedergelegtes Recht erkannt und diesem zur Geltung verholfen haben. Dessen Kern ist, dass der Patientenwille oberste Richtschnur allen ärztlichen Handelns und Entscheidens zu sein hat. Wenn es der Wille des Patienten ist, darf der Arzt sein Sterben nicht verhindern.

Mag sich auch das in diesem Buch vermittelte Wissen für manchen Leser als nützlich und hilfreich erweisen: Jenseits allen Wissens um das Lebensende und den Möglichkeiten der Medizin, das Sterben zu erleichtern, jenseits auch des Glaubens vieler Menschen an Aufgehobenheit in einem religiösen Bekenntnis bleiben Einsamkeit und Verlassenheitsgefühl des auf sich selbst zurückgeworfenen Sterbenden. In der Begegnung mit diesem womöglich größten aller Übel im Abschied vom Leben hat ein Leitfaden, der wichtige Ereignisse, Umstände und Konstellationen erläutert, zwar einen nicht zu unterschätzenden Stellenwert; doch gerade heute, da die Grenzen zwischen sinnvoller Lebensverlängerung und leidvoller Sterbeverzögerung mittels einer technisch und pharmakologisch hochgerüsteten Medizin allzu oft kaum mehr unterscheidbar sind, bleiben allein von Herzen kommende menschliche Zuwendung, Zuspruch, Berührung und Trost von Angehörigen und Behandlern und, nicht zuletzt, professionelle Pflege die tragenden Säulen der Hilfe im Sterben.

Selbstbestimmung

Selbstbestimmung ist ein dem Menschen eigenes unverlierbares Wesensmerkmal, das ausnahmslos jedem Menschen zuerkannt wird. Sie ist zentraler Bestandteil der durch das Grundgesetz geschützten menschlichen Würde und Freiheit und reicht weit in die Medizin hinein. Dies kann im Einzelfall zu Konfliktsituationen führen, weil die ärztliche Verpflichtung zur Patientenfürsorge und zum Lebensschutz einerseits und das Recht auf Selbstbestimmung des Patienten andererseits miteinander in Widerspruch geraten können. Letztlich aber ist der Lebensschutz – so hoch dieser auch anzusiedeln ist – der Selbstbestimmung des Patienten untergeordnet: Die ärztliche Verpflichtung zum Lebensschutz besteht allein innerhalb der Selbstbestimmung des Patienten. Denn sie umfasst auch das Recht, das eigene Leben zu beschließen und auf sein Ende gestaltend Einfluss zu nehmen: Jeder einwilligungsfähige Mensch darf, unabhängig von Stadium und Schwere seiner Erkrankung, zu jedem Zeitpunkt seines Lebens eine ärztliche Behandlung untersagen, auch eine lebensrettende. Andererseits steht ihm auch das Recht auf eine angemessene palliative Versorgung am Lebensende zu. Richtig verstandene Selbstbestimmung verzichtet nicht auf den Dialog, auf Gespräch und Austausch mit nahestehenden und vertrauten Personen (Angehörigen und Ärzten), bevor der Kranke oder Sterbende eine Entscheidung trifft, die möglicherweise unumkehrbar ist. Ist die Selbstbestimmung einer Person eingeschränkt, haben Nahestehende und Ärzte die Verpflichtung, so zu entscheiden und zu handeln, wie es deren zuvor geäußertem oder mutmaßlichem Willen entspricht.

Selbstbestimmung – Kern der Menschenwürde

Selbstbestimmung – oftmals gleichgesetzt mit Autonomie (griechisch *autos* = selbst; *nomos* = Gesetz) – bedeutet Selbstgesetzgebung, auch Selbstherrschaft. Als das zentrale Element menschlicher Würde beinhaltet Selbstbestimmung Unabhängigkeit und Entscheidungsfreiheit. Als Charakteristikum des Menschseins wird sie jedem Menschen als ein unverlierbares Merkmal zuerkannt – Philosophen sprechen von der ontologischen Bedeutung menschlicher Selbstbestimmung –, gänzlich unabhängig davon, ob der betreffende Mensch auch tatsächlich fähig ist, sich als selbstbestimmte Person zu verwirklichen. »Menschenwürde«, so der Staatsrechtler Friedhelm Hufen, »schützt den Menschen eben auch davor, zum Objekt der Menschenwürdedefinitionen anderer zu werden.«[1]

Letzteres ist von herausragender Bedeutung deswegen, weil auch Embryonen, Kindern, schwersthirnverletzten, psychiatrisch kranken oder dementen Menschen, die keinen vernünftigen Gebrauch von ihrer Freiheit zur Selbstbestimmung machen können, Autonomie und Würde zuerkannt werden. Dies wiederum bedeutet, dass andere nicht über Unmündige verfügen dürfen, dass jenen vielmehr das Recht zusteht, wie ein selbstbestimmungsfähiges Wesen respektiert und behandelt zu werden. Als Menschen, die eines besonderen Schutzes bedürfen, sind sie darauf angewiesen, dass andere ihre Selbstbestimmung und ihre berechtigten Interessen wahrnehmen und gegebenenfalls durchsetzen.

Im Unterschied dazu sind Menschen, die selbstbestimmt entscheiden und handeln können, verpflichtet, die Selbstbestimmung und Freiheit anderer zu achten, das heißt, in welcher Gemeinschaft auch immer, ihrem Handeln selbstverantwortlich Grenzen zu setzen: Die Selbstbestimmung des Individuums findet ihre Grenze dort, wo sie die Selbstbestimmung anderer Individuen beschneidet.

Schon hier wird deutlich, dass Selbstbestimmung niemals absolut verstanden werden kann und darf. Niemand kann behaupten, dass sie ohne eine soziale Dimension denkbar ist. Selbstbestimmung unterliegt immer auch der Formung durch andere Personen und der Einwirkung einer Fülle gesellschaftlicher und politischer Kräfte.

Selbstbestimmung am Lebensende

In diesen ethischen Rahmen eingebunden ist auch das Recht auf Selbstbestimmung über den eigenen Körper, einschließlich des Rechts der Verfügung über das eigene Lebensende. Es gehört zum Kernbereich der durch die ersten beiden Artikel unseres Grundgesetzes garantierten und geschützten Würde jedes einzelnen Menschen. Ihm allein gesteht es die Freiheit zu, »über den eigenen Lebensentwurf und seinen Vollzug« zu bestimmen.[2]

Hieraus ist zu folgern, dass ausnahmslos jede ärztliche Behandlung der Zustimmung des Patienten bedarf, von Notfällen einmal abgesehen, andernfalls handelte es sich um Körperverletzung. Dabei hat der Arzt die Verpflichtung, dem Patienten Information und Aufklärung anzubieten, die der Patient vernünftigerweise annehmen sollte; er kann und darf sie allerdings auch ausschlagen. Dies gilt auch für unmittelbar lebenserhaltende Behandlungen und Eingriffe. Das Selbstbestimmungsrecht umfasst eben auch das Recht, sich selbst vorbehaltlos aufzugeben, ja sogar sich selbst zu gefährden oder zu schaden, auch wenn dies »unvernünftig« ist oder erscheint und jedem ärztlich sinnvollen Handeln zuwiderläuft.

Eingeschlossen in das Selbstbestimmungsrecht ist auch das Recht, zu Lebzeiten verbindliche Vorausverfügungen darüber zu treffen, welche ärztlichen Behandlungen und Eingriffe im Falle eingetretener Einwilligungsunfähigkeit untersagt oder gewünscht sind (*siehe Kapitel Patientenverfügung*). Hier gilt ebenso, dass der Patient auch unaufgeklärt oder von falschen Voraussetzungen ausgehend wirksam eine Patientenverfügung abfassen kann.

Der hohe Rang, den das Grundgesetz der Bundesrepublik dem Recht auf Selbstbestimmung einräumt, zeigt sich nicht zuletzt darin, dass grundsätzlich weder der Suizidversuch noch die Beihilfe zum Suizid strafrechtlich sanktioniert sind. Der Lebensschutz – so hoch auch er anzusiedeln ist – ist dem Selbstbestimmungsrecht prinzipiell untergeordnet! Die ethisch hoch umstrittene Beihilfe zum Suizid (durch Nahestehende und Ärzte) unterliegt in der Bundesrepublik rechtlich bestimmten Voraussetzungen. Sie werden im Kapitel Suizid und Beihilfe zum Suizid erörtert.

Selbstbestimmung und ärztliche Fürsorgepflicht

Ein nicht geringer Teil der Ärzteschaft steht einer die Patientenselbstbestimmung quasi verabsolutierenden Auffassung skeptisch oder gar ablehnend gegenüber mit dem Argument, dass aufgrund des die Ärzte bindenden Fürsorgeprinzips die Abwendung von Schaden absolute Priorität habe und eine asymmetrische Beziehung zwischen Arzt und Patient rechtfertige. Ein Kranker sei, so die Vertreter des ärztlichen »Paternalismus«, qua Krankheit in seiner rationalen Entscheidungsfähigkeit beeinträchtigt und nicht imstande, sich ein tragfähiges Urteil darüber zu bilden, was seiner Gesundheit dient und was nicht. Schließlich sei ja die Wiedergewinnung der Patientenautonomie gerade das Ziel ärztlicher Behandlung: Ärztlicher Paternalismus verstehe sich, in den Worten des amerikanischen Ethikers D. N. Husak, als ein Freiheit und Selbstbestimmung maximierender Paternalismus (»freedom maximising paternalism«).[3]

In der Tat liegt hier ein verbreitetes Dilemma vor, das in der Wirklichkeit der Behandlung und Versorgung schwerstkranker, jedoch keineswegs mental inkompetenter Patienten nicht zu unterschätzen ist: Das gravierendste Hindernis dafür, dass der Patient seine Selbstbestimmung wahrnimmt, liegt in der Krankheit selbst. Die mit ihr einhergehenden Ängste und Hoffnungen sowie eine Vielzahl von Symptomen, Leidenszuständen und Gebrechen, die der Krankheit innewohnen, erschweren oder verhindern patientenseitig allzu oft authentisches und nachhaltiges Handeln und lassen Behandler und Nahestehende zweifelnd und ratlos zurück. Sie sind dann gehalten, den mutmaßlichen Willen des Kranken zu ermitteln und zur Grundlage seiner Behandlung und Versorgung zu machen (*siehe hierzu auch den Abschnitt Selbstbestimmung im Spannungsfeld von vorausverfügtem und »natürlichem« Willen*).

Ein gewisser Konsens in der strittigen Frage, ob der Patientenautonomie oder der ärztlichen Fürsorgepflicht Vorrang einzuräumen sei, wurde in der Bundesrepublik – nicht zuletzt auf dem Wege höchstrichterlicher Entscheidungen – dahingehend gefunden, dass der Arzt gegenüber dem Kranken eine Informations- und Aufklärungspflicht bezüglich der Chancen und Risiken jedweder medizinischer Behandlung und Eingriffe hat, dass aber der Wille des Patienten letztendlich ausschlaggebend ist und den Arzt bindet.

Dies beinhaltet auch die moralische Aufforderung an den Patienten – zumal am Lebensende –, den Dialog und Austausch mit vertrauten und kompetenten Mitmenschen, mit Angehörigen und anderen Nahestehenden, insbesondere aber mit Ärzten seines Vertrauens aktiv zu suchen, bevor er oder sie dann eine Entscheidung trifft, die möglicherweise unumkehrbar ist. Fazit: Richtig verstandene Selbstbestimmung bleibt ohne Selbstverantwortung ein Fragment.

Einschränkungen der Selbstbestimmung

Autonomie ist ein fragiles menschliches Charakteristikum. Die Illusion, dass Autonomie jemals vollkommen sein könnte, wurde bereits angedeutet. Diesseits dessen aber kann die Autonomie des Individuums durch mehrere sehr konkrete »Mängel« untergraben oder eingeschränkt werden.

Wie eingangs schon angedeutet, erfährt die Selbstbestimmung eines Menschen eine wesentliche Einschränkung durch den Verlust oder die Minderung der Fähigkeit, ihre Wünsche und/oder Handlungen unter Kontrolle zu haben. Zwar ist eine Person oftmals in der Lage, Wünsche zu äußern und selbstständig zu handeln, aber ob diese Wünsche und Handlungen als ihre authentischen Präferenzen zu betrachten sind, ist zumindest fraglich. Dies trifft ganz offensichtlich auf viele psychiatrische Patienten sowie Suchtkranke zu.

Eine weitere Einschränkung der Selbstbestimmung betrifft den Prozess menschlicher Urteilsbildung. Sie kann untergraben sein, wenn beispielsweise jemand glaubt, er könne alkoholisiert ein Fahrzeug sicher führen, oder die Auffassung vertritt, dass Rauchen nicht wirklich schaden kann. Lassen Menschen es also zu, dass ihre gefühlsmäßigen Reaktionen oder offensichtlich unglaubwürdige Tatsachen zur Basis ihres Handelns werden, so ist ihre Entscheidungsfähigkeit und Autonomie zumindest zweifelhaft.

Fußen Meinungen und Entscheidungen auf falschen oder unvollständigen Informationen, verharrt jemand in Halbwahrheiten oder gar in völliger Unwissenheit, so untergräbt das seine Autonomie, denn gute und angemessene Entscheidungen zu treffen ist ihm dann verwehrt. Deswegen ist das Angebot umfassender Information und Aufklärung vor jeder Behandlung durch einen Arzt unerlässlich.

Es ist natürlich und nur allzu verständlich, dass Wünsche und Präferenzen von Menschen sich aufgrund von Erfahrung und Lernen im Lauf ihres Lebens ändern. Diese mangelnde Wunschstabilität wird von manchen Ärzten als Argument zur Rechtfertigung des ärztlichen Paternalismus und gegen die Selbstbestimmung des Patienten ins Feld geführt: »Ich tue es nur zu Ihrem Besten und eines Tages werden Sie mir dafür dankbar sein«, ist ein Statement manchen Arztes im Gespräch vor einer Behandlung seines Patienten, eine Aussage, die jedoch eher einer Überredung des Kranken als seiner Überzeugung gleichkommt. Ein solches Argument beruht auf einem Fehlschluss: Selbstbestimmung verwirklicht sich darin, das eigene Leben so zu führen und zu gestalten, wie es den eigenen Einsichten entspricht. Dass sich die Art, Ausgestaltung und Intensität dieser Einsichten im Lauf der Zeit verändern, ist aber mitnichten ein Beweis dafür, dass später geänderte Einsichten besser, schlechter oder authentischer wären als die früheren; vielmehr sind sie schlicht anders, was der betreffende Mensch in der Regel auch erklären und begründen kann.

Selbstbestimmung im Spannungsfeld von vorausverfügtem und »natürlichem« Willen

Zahlreiche Patienten, insbesondere solche mit fortgeschrittenen neurologischen, das Gehirn miteinbeziehenden Erkrankungen wie beispielsweise Demenz, Hirntumore, Multiple Sklerose, Schlaganfall und Parkinson'sche Erkrankung leiden regelhaft an mehr oder weniger schweren kognitiven, sprachlichen und neuropsychologischen Einschränkungen, die Kommunikation erschweren, oftmals gar unmöglich machen. In solchen Fällen kann – wenn kein verbindlich erklärter mündlicher Wille oder eine Patientenverfügung vorliegen – die Pflicht von Angehörigen und Behandlern, dem (mutmaßlichen) Willen des Kranken gerecht zu werden, seine Leidenssituation zu erfassen und seine Symptome richtig zu deuten, zu einer vielschichtigen Herausforderung werden. Ihr zu genügen bedarf es einfühlsamer Beobachtung und einer anhaltend achtsamen und suchenden Haltung derjenigen, die sich in der Verantwortung für den Patienten sehen, um letztlich seinem Willen und Wohlergehen weitestgehend nachzukommen.

Die Vorgabe, dem Patientenwillen zu entsprechen, verschärft sich noch einmal, wenn ein zwar gültiger vorausverfügter Wille (Patientenverfügung) vorliegt, dieser aber in Widerspruch zum aktuellen »natürlichen« Willen des Patienten gerät. Etwa dann, wenn ein Demenzpatient Lebensfreude zeigt, sich aber an die in seiner Patientenverfügung niedergelegte Ablehnung lebenserhaltender Maßnahmen nicht mehr erinnern kann; oder, umgekehrt, er zwar früher in bestimmte medizinische Behandlungen eingewilligt hat, sie aber später in einwilligungsunfähigem Zustand abzulehnen scheint, indem er körperlichen Widerstand gegen sie leistet. Welcher Wille soll dann Gültigkeit haben?

Patienten, die ihre Einwilligungsfähigkeit im Rahmen einer schweren neurologischen Erkrankung eingebüßt haben, haben fraglos auch ihre Entscheidungskompetenz als eine der notwendigen Bedingungen für Autonomie verloren, weil sie kognitiv nicht mehr in der Lage sind, medizinisch-pflegerische Handlungsmöglichkeiten zu verstehen, ihre Folgen abzuschätzen, eine Entscheidung zu treffen und diese mitzuteilen. Das bedeutet allerdings nicht, dass »natürliche Willensäußerungen« ethisch und letztlich auch rechtlich bedeutungslos wären; im Gegenteil, als Kriterium des Patientenwohls sind sie maßgeblich für die medizinische und pflegerische Versorgung des Kranken. Indes ist der »natürliche Wille« im Gegensatz zu der in einer Patientenverfügung vorausverfügten autonomen Entscheidung nicht selten vieldeutig und Ausdruck aktueller Befindlichkeit: Die Zurückweisung von Speisen durch einen Dementen kann Ausdruck von Appetitlosigkeit sein, von Abneigung gegen die Speise oder die darreichende Person, vielleicht auch von Schmerzen beim Essen oder von Lebensüberdruss. Es handelt sich also um einen Konflikt zwischen vorausverfügender Autonomie und einer situationsgebundenen Willensäußerung.

Den Begriff des »natürlichen Willens« durch den der »Willensäußerung bei fehlender Einwilligungsfähigkeit« zu ersetzen und dadurch deutlich vom Autonomieprinzip zu unterscheiden, wie von manchen Medizinethikern vorgeschlagen,[4] ist aus Sicht des Autors ethisch fragwürdig und rechtlich kaum haltbar. Zwar ist der vorausverfügte Wille Ausdruck des Lebensentwurfs und der Werthaltungen des Verfügenden, doch auch erlebnisbezogene oder situative Willensäußerungen können letztendlich gültige Willensäußerungen des Patienten sein. Sie sind im Zweifelsfall durch ein psychiatrisches Gutachten als solche zu qualifizieren oder eben nicht: Wird der »natürliche

Wille« als gültige Willensäußerung auf diesem Weg festgestellt, muss er – gegebenenfalls als Widerruf einer anderslautenden vorausschauenden Regelung (Patientenverfügung) – akzeptiert und vom Bevollmächtigten oder gesetzlichen Betreuer umgesetzt werden. Entscheidend ist: Es gibt rechtlich gesehen keine Selbstbindung des Patienten an frühere Festlegungen! (*Siehe hierzu auch den im Anhang aufgeführten Textzusatz zur Patientenverfügung für die Regelung bei schleichender Demenz*).

Selbstbestimmung und ärztliche Indikation

Wenig bekannt ist, dass ärztliche Indikation und Patientenwille vor jeder Behandlung gleichsinnig zusammentreffen müssen, damit sie überhaupt stattfinden darf. Das bedeutet: Erst dann, wenn der Arzt eine Indikation für eine bestimmte Behandlung gestellt hat und der Patient in einem zweiten Schritt ihr zugestimmt hat, ist eine Behandlung rechtlich zugelassen.

Unerheblich also ist der Wille des Patienten grundsätzlich dann – und dies wird allzu oft übersehen –, wenn er eine Behandlung wünscht oder fordert, die nach ärztlichem Urteil nicht angezeigt (indiziert) ist. Jeder Arzt ist dem Patientenwohl verpflichtet; er muss den Nutzen einer jeden Behandlung, auch einer lebensrettenden, gegen ihren möglichen Schaden abwägen. Obwohl es eine objektive medizinische Indikation nicht gibt, stellte der Bundesgerichtshof schon 2003 fest, dass die »medizinische Indikation als das fachliche Urteil über den Wert oder Unwert einer medizinischen Behandlungsmethode in ihrer Anwendung auf den konkreten Fall« zu verstehen ist. Mit dieser Ausrichtung auf den einzelnen Patienten und seine Erkrankung wird der Inhalt des ärztlichen Behandlungsauftrags begrenzt. In diesem Sinne darf ein einwilligungsfähiger Patient zwar ausnahmslos jede Behandlung zurückweisen, aber nicht jede denkbare Behandlung fordern. Konkret heißt dies, dass der Arzt der Forderung eines Patienten nach einer indizierten Behandlung folgen muss; seiner Forderung nach einer nicht indizierten (etwa noch experimentellen) Behandlung) folgen darf; einer kontraindizierten Behandlung hingegen nicht folgen darf.

Der Wert oder Unwert einer bestimmten medizinischen Behandlung oder Vorgehensweise ergibt sich demnach nicht allein aus den objektiven Befunden des Patienten, die ihrerseits bestimmten Behandlungsleitlinien zu folgen haben; vielmehr muss eine gute Indikationsstellung die spezifische Situation des Kranken miteinbeziehen, etwa die Zumutbarkeit einer Behandlung im hohen Alter oder bei gleichzeitig bestehenden Begleiterkrankungen. Insbesondere umfasst sie die psychische und soziale Situation des Patienten, seine Lebens- und Leidensgeschichte sowie seine Vorstellungen von der Zukunft. Dies erfordert eine erfahrene und empathische Arztpersönlichkeit, die bereit ist, zuzuhören, das Für und Wider einer Behandlung abzuwägen und dies dem Kranken auf angemessene Weise mitzuteilen und zu erläutern.

Patientenverfügung

Eine Patientenverfügung ist die schriftliche Vorauserklärung eines volljährigen einwilligungsfähigen Menschen darüber, welche Behandlungen und Eingriffe im Falle des Verlusts eigener Willensbildung und Entscheidungsfähigkeit untersagt und/oder gewollt sind. Eine Patientenverfügung, die in ausreichend differenzierter Weise die Situation, für die sie gelten soll, beschreibt, ist für den Arzt (und andere Beteiligte wie beispielsweise Pflegeheime) unmittelbar bindend, das heißt, die Einschaltung eines Bevollmächtigten oder Betreuers ist zwar sinnvoll, jedoch nicht Voraussetzung dafür, einer Patientenverfügung zur Geltung zu verhelfen. Der Widerruf einer Patientenverfügung bedarf keiner Form, er kann mündlich erfolgen, was aber voraussetzt, dass der Patient zu diesem Zeitpunkt noch oder wieder über die notwendige Einwilligungsfähigkeit verfügt. Der Wille des Patienten kennt keinen Formzwang: Rechtsverbindlich ist also nicht allein eine schriftlich verfasste Patientenverfügung; der mündlich geäußerte Wille und selbst der mutmaßliche Wille sind es ebenso.

Vom Sinn einer Patientenverfügung

Dass manche Leidenssituationen am Lebensende vermeidbar wären und zudem manche Sterbefälle heute nicht selten streitig enden, liegt nicht allein an medizinischer und/oder juristischer Unkenntnis, sondern eher an mangelnder oder fehlender Vorsorge für das Unabänderliche. Dieses Faktum ist einerseits der viel zitierten »Verdrängung« des Lebensendes geschuldet, andererseits der verbreiteten Unkenntnis darüber, dass das Sterben, jedenfalls in gewissen Grenzen, der eigenen Gestaltung zugänglich ist: Es fehlt beispielsweise allzu oft das Wissen darüber, dass kein Mensch gegen seinen Willen – vom Notfall einmal abgesehen – behandelt werden darf; dass vielmehr das Leben des Patienten gegen seinen Willen zu verlängern seine Würde und sein Selbstbestimmungsrecht verletzt und eine strafbare Körperverletzung darstellt. Dies gilt ganz besonders für den Fall krankheitsbedingter Einwilligungsunfähigkeit, etwa bei einem ausgedehnten Schlaganfall oder im dauerhaften Koma. Zu versuchen, dem Sterben etwas von seinem Schrecken zu nehmen, den Prozess des Sterbens zu erleichtern und den Weg zu mehr Mitmenschlichkeit und Zuwendung am Lebensende zu ebnen, ist der tiefere Sinn der Vorsorge für das eigene Lebensende.

Es ist daher sinnvoll, auf der Grundlage des eigenen Lebensentwurfs und der eigenen Wertvorstellungen sich bereits in gesunden Tagen – erst recht aber im Zustand beginnender chronischer, zumal fortgeschrittener Krankheit – Gedanken über das eigene Lebensende zu machen: Was wünsche und will ich für den Fall eigener Einwilligungs- beziehungsweise

Entscheidungsunfähigkeit? Will ich in aussichtsloser Krankheit wiederbelebt, künstlich ernährt oder dialysiert werden? Will ich, dass ebendies unterbleibt? Mein Leben also nicht unter allen Umständen erhalten werden soll? Oder wünsche ich vielmehr – unabhängig von der noch zu erwartenden Lebenszeit – maximale Linderung aller Symptome und damit bestmögliche Lebensqualität? Wäre hospizliche Versorgung eine Option? Begleitung durch einen Geistlichen?

Diesen höchst persönlichen Fragen und Vorstellungen, die man am besten zunächst mit sich selbst, sodann mit einem Arzt seines Vertrauens, mit Angehörigen und Freunden erörtert, kann eine Patientenverfügung für den Fall des Verlusts der freien Willensbildung Ausdruck und Form verleihen. Glücklicherweise sind 90 Prozent aller sterbenden Menschen bis kurz vor ihrem Todeszeitpunkt selbstbestimmungsfähig wie auch selbstbestimmungsberechtigt, sodass eine Patientenverfügung beziehungsweise die Wahrnehmung der eigenen Interessen durch einen Vertreter nicht zum Tragen kommen.

Ein Vertreter ist im Falle des Verlusts eigener Willensbildung befugt, für den Patienten – in seinem Sinne – zu entscheiden beziehungsweise seinem mündlich geäußerten Willen oder seiner schriftlich niedergelegten Patientenverfügung zu Ausdruck und Geltung zu verhelfen. Der Vertreter kann mittels einer Vorsorgevollmacht als Bevollmächtigter vom Patienten selbst eingesetzt werden, oder das Betreuungsgericht bestimmt auf seinen Antrag hin einen Betreuer (*Einzelheiten siehe weiter unten*).

Voraussetzungen für eine verbindliche Patientenverfügung

- Eine Patientenverfügung ist definiert als eine schriftliche, für den Fall der Einwilligungsunfähigkeit getroffene Vorausfestlegung eines urteilsfähigen Volljährigen über die Einwilligung oder Untersagung bestimmter, zum Zeitpunkt der Festlegung noch nicht unmittelbar bevorstehender Untersuchungen des Gesundheitszustandes, Heilbehandlungen oder ärztlicher Eingriffe.
- Ihr Verfasser muss die Festlegungen gerade für diejenigen Lebens- und Behandlungssituationen getroffen haben, die aktuell zu entscheiden sind. Die Äußerung innerhalb einer Patientenverfügung, in bestimmten Krankheitssituationen »lebenserhaltende Maßnahmen« zu untersagen, ist nach jüngster BGH-Rechtsprechung nicht unbedingt hinreichend. Diese Maßnahmen sind am besten dahingehend zu konkretisieren, dass zum Beispiel eine Wiederbelebung, künstliche Ernährung oder Beatmung, Antibiotikatherapie, Dialyse oder die Verlegung auf eine Intensivstation nicht gewollt sind. Um hier irrige oder juristisch unwirksame Formulierungen zu vermeiden, sollten unbedingt vorgedruckte Formulare verwendet werden (zum Beispiel die Bayerische Patientenverfügung, *siehe Anhang*). Seine Festlegungen zu begründen oder nicht steht ihrem Verfasser frei.
- Die schriftliche Fixierung der eigenen Wertvorstellungen und Behandlungswünsche muss formal den Vorschriften des § 1901a Abs. 1 BGB, Patientenverfügung entsprechen. Man sollte auch deswegen keine eigenen Formulierungen, sondern »wasserdicht« formulierte Vordrucke verwenden. So wird die Umsetzung der Patientenverfügung nicht an

fehlerhaften oder unscharfen Formulierungen scheitern (*Vordruck siehe Anhang*).

- Die Festlegungen dürfen nicht gegen ein gesetzliches Verbot (zum Beispiel § 216 StGB, Tötung auf Verlangen) oder gegen die sogenannten »guten Sitten« (zum Beispiel Wunsch, nach Eintritt des Todes verstümmelt zu werden) verstoßen.
- Es dürfen keine Anhaltspunkte dafür vorliegen, dass die Patientenverfügung unter äußerem Druck oder aufgrund eines Irrtum oder einer Täuschung zustande gekommen ist.
- Die Festlegungen dürfen zuvor nicht widerrufen worden sein.

Patientenverfügung und Organspende: kein Widerspruch!

Voraussetzung für eine Organspende ist nach deutschem Recht die Feststellung des unumkehrbaren Todes des gesamten Gehirns (»Hirntod«), der mit absoluter Sicherheit festgestellt werden kann. Es können aber nur dann Organe entnommen werden, wenn nach der Feststellung des Gesamttods der Kreislauf und damit die Durchblutung der Organe durch künstliche Beatmung aufrechterhalten werden. Das bedeutet die Verlegung auf eine Intensivstation zum Zweck der Organerhaltung für eine erfolgreiche Transplantation (die sogenannte »Organprotektion«). Dort können die Angehörigen Abschied nehmen. Nach Eintreten des Hirntods und dessen Diagnose werden dem beatmeten Patienten Organe zum Zweck der Transplantation entnommen, erst dann wird die Beatmung beendet und der Tote den Angehörigen zur Bestattung übergeben.

Ein solches Vorgehen setzt natürlich die Beachtung der Patientenverfügung beziehungsweise des von den Angehörigen den Ärzten mündlich übermittelten Patientenwillen voraus und zudem das ärztliche Urteil, dass der Tod des Patienten auch ohne Maßnahmen der Lebensverlängerung eintreten wird.

Hat sich ein Patient in einer Patientenverfügung (oder mündlich) gegen Maßnahmen der Lebensverlängerung in der aktuell vorliegenden Situation ausgesprochen, widerspricht das dargestellte Vorgehen dem Patientenwillen. Um eine solche Konfliktsituation aufzuheben, sollte der Verfasser einer Patientenverfügung – ergänzend zu einem eventuell schon vorhandenen Organspendeausweis – zusätzlich eine schriftliche Erklärung abgeben, in der er sein Einverständnis zur Organentnahme erklärt (*siehe Anhang*).

Meist kommt allerdings eine Organentnahme bei Personen, die in ihrer Patientenverfügung die künstliche Lebensverlängerung untersagt haben, nicht in Betracht. Zum einen, weil Patienten mit Tumorerkrankungen und bestimmten Infektionen (zum Beispiel HIV) von einer Organentnahme zu Transplantationszwecken von vornherein ausgeschlossen sind; zum anderen sind bei Eintritt des natürlichen Todes oftmals die Organe nicht mehr für eine Transplantation geeignet, wenn etwa gemäß dem Willen des Patienten längere Zeit eine künstliche Zufuhr von Nahrung und Flüssigkeit unterblieben ist. So ist zu erklären, dass eine Organentnahme in etwa einem Dreiviertel aller Fälle bei akut versterbenden Patienten vorgenommen wird, entweder Unfallopfern mit Schädelhirnverletzungen, die nicht mit dem Leben vereinbar sind, oder Patienten mit akuten ausgedehnten Hirnblutungen.

Weitere Leitsätze zur Patientenverfügung

- Grundsätzlich unterliegt der Patientenwille keinem Formzwang! Die Patientenverfügung (als schriftlich niedergelegter Patientenwille) stellt nur *eine* Möglichkeit dar, den Willen ihres Verfassers verbindlich zum Ausdruck zu bringen. Mündlich im Voraus geäußerte Behandlungswünsche eines aktuell willensunfähigen Patienten sind, wenn sie glaubhaft und begründet vorgebracht werden, rechtlich ebenso verbindlich wie der schriftlich niedergelegte Wille in Form einer Patientenverfügung.
- Liegt weder eine Patientenverfügung noch ein mündlich geäußerter Wille vor, ist es rechtlich geboten, auf den mutmaßlichen Willen des Patienten zurückzugreifen. Der mutmaßliche Wille ist aus früheren Äußerungen des Patienten, aus seinen ethischen und religiösen Überzeugungen sowie seinen persönlichen Wertvorstellungen zu erschließen.
- Eine valide, ausreichend differenzierte Patientenverfügung, die einem Arzt zur Kenntnis gelangt, bindet diesen unmittelbar, das heißt auch ohne die zusätzliche Einschaltung eines Bevollmächtigten oder Betreuers.
- Weder ein Arzt noch ein Rechtsanwalt oder Notar müssen vor der Abfassung einer Patientenverfügung zurate gezogen werden oder die Rechtskraft einer Patientenverfügung beurkunden.
- Ebenso besteht für eine Patientenverfügung keine zeitliche Begrenzung, keine Bestätigungsverpflichtung durch Dritte sowie keine Aktualisierungsverpflichtung. Es ist dem Verfasser freigestellt, seine Patientenverfügung zu von ihm gewählten Zeitpunkten durch Unterschrift zu aktualisieren, was sich allerdings im Sinne einer Bekräftigung empfiehlt.

- Die Patientenverfügung kennt keine Reichweitenbegrenzung. Das heißt, dass das Krankheitsstadium (Todesnähe oder Unumkehrbarkeit des Krankheitsstadiums) für die Verbindlichkeit einer Patientenverfügung nicht von Bedeutung ist. Es kann zu jedem Zeitpunkt auf jede ärztliche Maßnahme verzichtet werden, selbst wenn durch sie Genesung zu erwarten wäre.
- Auch wenn eine Patientenverfügung in der Regel »defensiven« Charakter aufweist (weil in ihr überwiegend bestimmte Behandlungen untersagt werden), können darin auch positive Wünsche geäußert werden (zum Beispiel der Wunsch nach geistlichem Beistand).
- Eine Patientenverfügung kann jederzeit widerrufen werden. Der Widerruf bedarf keiner Form, kann also mündlich erfolgen; auch durch nicht sprachliche Mitteilungen (zum Beispiel Kopfschütteln) kann, sofern sie eindeutig zu interpretieren sind, ein Widerruf erfolgen.

Bevollmächtigter und Vorsorgevollmacht

Als weiteres Instrument zur Durchsetzung eigener Wünsche und Interessen für den Fall künftiger Unfähigkeit kommt infrage, eine Vertrauensperson mittels einer Vorsorgevollmacht zum Vertreter seiner selbst zu bestellen. (Dabei zeigt sich die Sinnhaftigkeit solchen Vorgehens nicht erst am Lebensende: Allein alters- oder krankheitsbedingte Beschwerlichkeit eines Behördengangs oder vergleichbare Einschränkungen können trotz erhaltener geistiger Fähigkeiten das Verlangen nach Hilfe durch einen Vertreter induzieren. Keinesfalls also muss der Vertretene willensunfähig sein!) Die Vorsorgevollmacht ist ein schriftlich abzufassender Ausweis zur Verwendung im Rechtsverkehr. In ihr benennt der Vollmachtgeber eine (oder mehrere Personen) zu Bevollmächtigten und legt fest, welche Wirkungskreise (zum Beispiel Gesundheit, Vermögensfragen) dem Bevollmächtigten überantwortet werden. Werden mehrere Personen zu Bevollmächtigten ernannt, ist in einem getrennten Dokument die Rangfolge ihres Einsatzes festzulegen.

Während die Patientenverfügung inhaltliche Festlegungen trifft, regelt die Vorsorgevollmacht, wer den Patienten in welchen Bereichen rechtlich vertritt. Da es vorkommen kann, dass man entweder die Vertrauensperson (den Bevollmächtigten) austauschen will oder diesen beibehalten, die Patientenverfügung aber verändern möchte, ist es ratsam, dass der Vollmachtgeber zwei getrennte Urkunden ausfertigt: eine Vorsorgevollmacht und eine Patientenverfügung.

Weitere Hinweise zur Vorsorgevollmacht

- Unbedingte Voraussetzung für die Erteilung einer Vollmacht ist wechselseitiges Vertrauen zwischen Vollmachtgeber und Vollmachtnehmer.
- Eine Vollmacht darf keine Bedingungen enthalten. Sie gilt ab dem Zeitpunkt, zu dem sie dem Bevollmächtigten ausgehändigt wird. Deswegen sollte sie vom Vollmachtgeber aufbewahrt und nur bei Bedarf an den Bevollmächtigten herausgegeben werden.
- Ein Bevollmächtigter ist allein Vollstrecker des Willens des Vollmachtgebers. Ob die Vorstellungen des Bevollmächtigten mit denen des vertretenen Patienten kongruent sind oder nicht, darf für den Vertreter keine Rolle spielen!
- Eine Vollmachterteilung ist nicht gleichzusetzen mit einer Entmündigung!

- Angehörigen eines nicht mehr selbstbestimmungsfähigen Patienten steht nicht »automatisch« das Recht zu, im Sinne eines Bevollmächtigten die Gesundheitsfürsorge auszuüben! Kinder können nicht für ihren Vater oder ihre Mutter entscheiden, eine Ehefrau nicht für ihren Ehemann und umgekehrt. Das ist weithin unbekannt. Auch Familienangehörige müssen also bevollmächtigt werden!
- Nach geltendem Recht hat eine Vollmacht Vorrang vor der Einsetzung eines gerichtlichen Betreuers.
- Die Umsetzung einer Patientenverfügung ist nicht an das Vorhandensein eines Bevollmächtigten gebunden, denn eine valide Patientenverfügung bindet den Arzt unmittelbar.

Betreuer und Betreuungsverfügung

Private Vorsorge soll vor staatlicher Fürsorge rangieren. Die Intention des Gesetzgebers ist, die Einrichtung einer rechtlichen Betreuung in Form des Betreuungsgerichts durch das Instrument des Gesundheitsbevollmächtigten weitestgehend überflüssig zu machen. In gewissen Ausnahmefällen aber, zum Beispiel dann, wenn eine nahestehende vertraute Person, die man zum Bevollmächtigten mit weitreichenden Befugnissen bestellen möchte, nicht existiert, sollte der Patient statt einer Vollmacht eine Betreuungsverfügung erstellen. In ihr kann er niederlegen, wen das Betreuungsgericht später als Betreuer einsetzen soll oder aber nicht einsetzen darf. Eine solche Verfügung wird regelhaft vom Betreuungsgericht als verbindlich anerkannt.

Von Amts wegen zwingend vorgeschrieben ist die Bestellung eines rechtlichen Betreuers durch das Betreuungsgericht dann, wenn ein Volljähriger aufgrund einer psychischen Erkrankung oder einer körperlichen, geistigen oder seelischen Behinderung seine Angelegenheiten ganz oder teilweise nicht besorgen kann.[5]

Abschließende Anmerkungen zur Abfassung einer Patientenverfügung

Um noch einmal hervorzuheben:

- Vor der Dokumentation des eigenen Willens in einer Patientenverfügung ist es ratsam, den Dialog mit sich selbst, seinen Angehörigen und Freunden sowie einem Arzt des Vertrauens über die eigenen Wünsche und Vorstellungen zum Lebensende zu suchen und zu führen. (Umfassende Kommunikation zwecks Sicherstellung des Willens des Sterbenden war auch das zentrale Anliegen des Dritten Gesetzes zur Änderung des Betreuungsrechts (»Patientenverfügungsgesetze«), das am 1. Oktober 2009 in Kraft trat.)
- Jeder Mensch hat seinen eigenen Weg und seine eigene Zeit, Fragen des Lebensendes an sich heranzulassen, und der Entschluss, sie (auch) im Wege einer Patientenverfügung zu »regeln«, stellt nur eine von mehreren Möglichkeiten dar. Bewusst von einer Patientenverfügung (und einer Vorsorgevollmacht) abzusehen, weil man auf ein wohlwollendes Schicksal oder transzendentale Aufgehobenheit vertraut, kann ebenso respektabel sein wie der Versuch, mittels einer Patientenverfügung gestaltend auf das eigene Lebensende Einfluss zu nehmen.
- Es empfiehlt sich, eine Patientenverfügung nicht erst dann aufzusetzen, wenn das Lebensende absehbar ist, sondern sich bereits in gesunden Tagen den heiklen, mit der eige-

nen Endlichkeit verbundenen Fragen und Vorstellungen zu widmen.

- Der sicherste Weg, die eigenen Vorstellungen zum Lebensende zur Geltung zu bringen, besteht in der Abfassung einer Vorsorgevollmacht *und* einer Patientenverfügung. Letztere muss so abgefasst sein, dass sie auf die jeweilige Situation zutrifft, weswegen Vordrucke (*siehe Anhang*) zu empfehlen sind und von eigenen Formulierungen und handschriftlicher Abfassung einer Patientenverfügung abzuraten ist. Insbesondere sind Pauschalformulierungen, wie zum Beispiel: »Ich möchte nicht an Schläuchen hängen ...«, unbedingt zu vermeiden.
- Jede noch so gute Patientenverfügung ist wertlos, wenn sie im Ernstfall nicht verfügbar, das heißt dem behandelnden Arzt nicht zur Kenntnis gegeben werden kann. Zu diesem Zweck sollte in Portemonnaie oder Brieftasche eine Notfallkarte deponiert sein, die darüber Auskunft gibt, welche Person unter welcher Telefonnummer zu informieren ist. Diese Person (Ehepartner, Sohn, Hausarzt etc.) sollte über eine existierende Patientenverfügung beziehungsweise Vorsorgevollmacht Auskunft geben können.

Gesundheitsvorausplanung

Von vielen Palliativmedizinern und Medizinjuristen wird heute neben der Patientenverfügung eine Gesundheitsvorausplanung (»Advanced Care Planning«, ACP) empfohlen. Die Gesundheitsvorausplanung wird im Falle sich abzeichnender (chronischer) Erkrankung als Kommunikationsprozess mit all jenen Personen und Einrichtungen verstanden, die potentiell für den Patienten sorgen und ihn behandeln. Allen neben dem

Patienten miteinzubeziehenden Personen, zumal den Angehörigen, soll eine professionelle Gesprächsbegleitung angeboten werden. Ihr Ziel besteht darin, im Sinne einer informierten und aufgeklärten Einwilligung hinsichtlich etwaiger künftiger Behandlungen den Willen des Patienten zu entwickeln und zu artikulieren, um gegebenenfalls bestmöglich in seinem Sinne entscheiden und handeln zu können. Unbedingt miteinzubeziehen in diesen Prozess der Vorausplanung sind die Institutionen und Personen im regionalen Umfeld des Patienten: Krankenhaus, Notarztversorgung, Pflegeheim und Hausarzt sowie andere Akteure haben die Verantwortung dafür zu übernehmen, dass solcherart entstandene aussagekräftige und rechtsverbindliche Vorausplanungen verfügbar sind und zuverlässig befolgt werden. Bislang allerdings gibt es in Deutschland kein systematisches Vorsorgesystem, in das sich eine Gesundheitsvorausplanung integrieren ließe, weswegen seine Umsetzung bis heute auf große Hindernisse stößt. So sinnvoll eine Gesundheitsvorausplanung auch ist, so ist sie doch keinesfalls ein Ersatz für eine Patientenverfügung.

Passive und aktive Sterbehilfe

- »Sterbehilfe« ist für sich genommen ein unscharfer Begriff.
- Die Begriffe »aktiv« und »passiv« sagen nichts über ihre Rechtmäßigkeit aus.
- Allein die vorsätzliche und gezielte Tötung eines Menschen ist in Deutschland strafbar.

Es existieren fünf Formen der Sterbehilfe:

passive Sterbehilfe

Kausal für den Tod sind natürlicher Verlauf von Krankheit und Alter.

- *Sterbebegleitung*
  Menschlicher Beistand, Trost, humane Umgebung, Seelsorge, palliativmedizinische Maßnahmen, hospizliche Versorgung
- *Zulassen des Sterbens*
  Unterlassen oder aktives (!) Beenden von lebens- und leidensverlängernden Maßnahmen gemäß dem Willen des Patienten

aktive Sterbehilfe

Kausal für den Tod ist ein gezielter und vorsätzlicher Eingriff, ausgeführt von Menschenhand.

- *Indirekte aktive Sterbehilfe*

  »Inkaufnahme« eines vorzeitigen Todes bei medikamentöser Linderung schwerer Symptome (zum Beispiel Schmerz, Atemnot), in der Regel durch einen Arzt/eine Ärztin
- *Beihilfe zum Suizid*

  Gezielte Hilfeleistung einer Person, die es einem Schwerstkranken ermöglicht, von eigener Hand zu sterben (Tatherrschaft liegt beim Patienten!)
- *Direkte aktive Sterbehilfe*

  Gezielte und vorsätzliche Tötung eines Menschen auf sein Verlangen hin durch die Hand eines anderen (Tatherrschaft liegt beim Helfer!). Direkte aktive Sterbehilfe ist in Deutschland strafrechtlich untersagt.

Passive Sterbehilfe

Sterbebegleitung

Unter Sterbebegleitung versteht man das gesamte Spektrum menschlicher Zuwendung und Leidenslinderung: einfühlsame Betreuung, Unterbringung in einer menschenwürdigen Umgebung, Seelsorge und Trost durch Angehörige, Freunde, Arzt und Pflegekräfte. Darüber hinaus gehören zur Sterbebegleitung all die palliativmedizinischen Mittel und Maßnahmen, die die vielfältigen Symptome Sterbender zu lindern in der Lage sind. Dabei sind es keineswegs Schmerzen, wie irrtümlicherweise oftmals angenommen, die das führende Symptom im Sterben ausmachen; nur für einen kleinen Teil der Sterbenden trifft dies zu. Häufiger dominieren andere körperliche Symptome wie Luftnot, unstillbarer Husten, Appetitlosigkeit, Erbrechen, Übelkeit, Durchfall, Verstopfung, Juckreiz und nachlaufendes Bauchwasser, die der Linderung und Behandlung bedürfen. Mehr noch als die körperlichen sind es die psychischen Symptome, die in der Begleitung Sterbender für Behandler und Angehörige eine große Herausforderung darstellen: Angst, Verwirrtheit, Depression, Teilnahmslosigkeit, Ruhe- und Schlaflosigkeit, die Sorge um Familie und berufliche Aufgaben ebenso wie ungelöste spirituelle Fragen können zu den beherrschenden quälenden Symptomen werden.

Zulassen des Sterbens

Zulassen des Sterbens ist gleichzusetzen mit der Nichtaufnahme oder der aktiven Beendigung lebensverlängernder und möglicherweise leidensverlängernder Maßnahmen gemäß dem

Willen des Patienten. Das geltende Recht, bekräftigt durch zahlreiche höchstrichterliche Entscheidungen, macht allein den tatsächlichen (mündlich ausgesprochenen), vorausverfügten oder mutmaßlichen Willen des Patienten zur Richtschnur dafür, ob und wie lange lebenserhaltende Maßnahmen durchgeführt werden dürfen.

Dabei wird zwischen den vielen verschiedenen Weisen künstlicher Lebensverlängerung nicht unterschieden: Es kann sich beispielsweise um die Abschaltung einer Beatmungsmaschine, die Beendigung einer Nierendialyse, die Einstellung einer künstlichen Ernährung über eine Sonde oder um den Verzicht auf eine Behandlung mit Arzneimitteln (zum Beispiel Antibiotika, Insulin) handeln. (Die Beendigung einer bereits eingeleiteten lebenserhaltenden Maßnahme ist dabei gleichzusetzen mit ihrer Nichtaufnahme). In jedem dieser Fälle überlässt man auf der Grundlage des Patientenwillens eine ohne Behandlung zum Tode führende Krankheit ihrem natürlichen Verlauf. Diesem natürlichen Verlauf stattzugeben ist weder ethisch noch rechtlich gleichzusetzen mit der Tötung des Patienten! Der Patient stirbt an seiner Krankheit und nicht infolge eines gezielten ärztlichen Eingriffs! Vielmehr würde jede weitere lebensverlängernde Behandlung eine rechtswidrige Körperverletzung darstellen, für die sich der Arzt gegebenenfalls strafrechtlich verantworten müsste! (Umgekehrt wäre es eine rechtswidrige Tötung durch Unterlassen, angezeigte Maßnahmen zur Lebenserhaltung nicht anzubieten, wenn der Patient leben will).

An einem Beispiel soll der Unterscheid zwischen Sterbenlassen und Töten noch einmal verdeutlicht werden:

In Krankenzimmer A liegt ein beatmeter Patient. Jemand betritt den Raum und stellt die Beatmungsmaschine ab – der Patient stirbt.

In Krankenzimmer B liegt ebenfalls ein beatmeter Patient. Auch hier betritt jemand den Raum und stellt die Beatmungsmaschine ab – der Patient stirbt.

In beiden Fällen unterscheiden sich die sichtbaren Behandlungsabläufe nicht! Im ersten Fall aber war der Handelnde ein Erbschleicher, der mit einer Anklage wegen Mordes rechnen muss; im zweiten Fall war der Handelnde ein Arzt, der dem (in einer Patientenverfügung niedergelegten) Willen des Patienten entsprach. Das Abstellen des Beatmungsgerätes war im zweiten Fall nicht allein zu billigen, es war rechtlich geboten!

Aktive Sterbehilfe

Indirekte aktive Sterbehilfe

Während eine kunstgerecht durchgeführte Schmerztherapie den Todeszeitpunkt praktisch niemals vorverlegt, kann eine zur Linderung schwerer Atemnot notwendige Gabe stark wirkender Arzneimittel (zum Beispiel Morphin) in manchen Fällen durch eine allmähliche Lähmung des Atemzentrums ein vorzeitiges Sterben herbeiführen. Zwar ist dies vom Arzt nicht unmittelbar beabsichtigt, wird von ihm aber billigend in Kauf genommen, weil eine wirksame Symptombekämpfung (der der Patient zugestimmt haben muss) Vorrang hat vor einer Verlängerung des Lebens. Tatsächlich muss die Medikamentengabe den Tod des Patienten auch herbeigeführt haben, weil es sich sonst um eine Maßnahme der Leidenslinderung, also um eine Form der passiven Sterbehilfe handeln würde.

Nicht außer Acht gelassen werden darf indes, dass kaum jemals überprüfbar ist, ob der Arzt durch die Verabreichung von starken Schmerzmitteln oder solchen, die schwere Atemnot bekämpfen, im strengen Sinne allein Symptomlinderung verfolgt oder, darüber hinausgehend, eine Lebensverkürzung, das heißt den erlösenden Tod seines Patienten im Auge hat. Nur der Arzt weiß um seine eigene Absicht, die er vor seinem Gewissen zu verantworten hat.

Die Grenze zwischen der *gebotenen* indirekten aktiven Sterbehilfe und der *verbotenen* gezielten aktiven Sterbehilfe ist demnach kaum bestimmbar; sie liegt allein in der Willensrichtung des Arztes, es sei denn, er verabreichte dem Patienten nachweislich eine nicht indizierte – weil überhöhte Dosis – von Schmerzmitteln, was mindestens den Vorwurf einer fahrlässigen Tötung beweist und ein Indiz für eine absichtliche Tötung sein könnte.

Dass die Grenzen zwischen einem durch indirekte Sterbehilfe herbeigeführten Tod und gezielter Tötung ineinander übergehen können, wird in Extremsituationen schwerster Erkrankungen deutlich: Ein unerträglicher Todeskampf droht beispielsweise Patienten, bei denen ein metastasierter Lungentumor auch in die großen Lungengefäße eingebrochen ist und schwerste Angstzustände, Atemnot und Bluterbrechen die Folge sind. Hier muss dem Patienten mit entsprechenden Mitteln schnellstmöglich das Bewusstsein genommen werden. Es ist dann ärztliche Pflicht, alle verfügbaren Register der Symptomlinderung zu ziehen. Ob dieses Handeln den Todeskampf verkürzt, ist rechtlich ohne Bedeutung.

(Für die zweite Form der aktiven Sterbehilfe »Beihilfe zum Suizid« sehen Sie bitte das Kapitel Suizid und Beihilfe zum Suizid.)

Direkte aktive Sterbehilfe

Direkte aktive Sterbehilfe ist gleichzusetzen mit der gezielten und vorsätzlichen Tötung eines Menschen. Was auch immer einem solchen Akt zugrunde liegt, sei es Mitleid, sei es das Verlangen des Patienten, sei es ein niederes Motiv (zum Beispiel

Habgier), nach den §§ 212 und 216 StGB ist er in der Bundesrepublik verboten. Dennoch wird auch hierzulande, angestoßen durch die unter bestimmten Bedingungen straflos gestellte direkte aktive Sterbehilfe in Belgien, Luxemburg und den Niederlanden, über die Zulässigkeit dieser Weise der Lebensbeendigung diskutiert, zumal dann, wenn ein Patient nicht mehr in der Lage ist, seinen Tod selbst durch Suizid herbeizuführen. Letztlich ist es auch die Schwierigkeit der Abgrenzung von indirekter aktiver Sterbehilfe und direkter aktiver Sterbehilfe, die diese Diskussion aufrechterhält.

Die Schutzpflicht des Staates für das Leben und die Achtung des Lebens als Wert der Gemeinschaft ist zwar in unserer Verfassung verankert; indes kommt dem Gesetzgeber beim Schutz des Lebens ein weiter Beurteilungsspielraum zu: Er wäre nicht daran gehindert, die Strafbarkeit einvernehmlicher aktiver Sterbehilfe für – strikt eingegrenzte – Fälle aufzuheben, wenn sie ein Todkranker nachdrücklich, frei verantwortlich und bei vollem Bewusstsein verlangt, so der führende deutsche Staatsrechtler Friedhelm Hufen.[6]

Nicht zu übergehen ist die Haltung der bundesdeutschen Bevölkerung in der Frage der aktiven Sterbehilfe. Trotz der Problematik, die die Ergebnisse von Umfragen in sich tragen, bleibt es doch bemerkenswert, dass in allen Befragungen der Bevölkerung zur Zulässigkeit der aktiven Sterbehilfe in Deutschland sich jeweils ein nicht geringer Anteil für die Möglichkeit ausspricht, »aktive Sterbehilfe durch einen Arzt« (Suizidassistenz und/oder direkte aktive Sterbehilfe) in aussichtsloser Krankheit in Anspruch nehmen zu können.

Beispielhaft sei hier das Ergebnis der Befragung einer repräsentativen Stichprobe (1000 Teilnehmer) der bundesdeutschen Bevölkerung durch die Schwenninger Krankenkasse vom Juni 2014 wiedergegeben: Die Befragten sollten Stellung nehmen zum Thema »letzte Lebensphase«. Unter anderem wurde ihnen der Satz vorgelegt: »Ich kann mir vorstellen, bei einer schweren Erkrankung aktive Sterbehilfe in Anspruch zu nehmen. Das heißt die gezielte Herbeiführung des Todes durch einen Dritten – beispielsweise durch einen Arzt.« Diesem Satz stimmten 35 Prozent der Befragten »voll zu«, weitere 35 Prozent stimmten ihm »eher zu«, 18 Prozent stimmten »weniger zu« und 12 Prozent stimmten »gar nicht« zu.[7]

Diese Ausführungen verstehen sich nicht als Argumente für eine Zulassung der aktiven Sterbehilfe in Deutschland. Sie signalisieren jedoch zwei bedeutsame Trends: Trotz einer Ausweitung palliativmedizinischer und hospizlicher Versorgungsangebote während der letzten beiden Jahrzehnte ist das Vertrauen weiter Teile der hiesigen Bevölkerung in eine menschliche medizinisch-pflegerische Versorgung im Alter und am Lebensende eher im Schwinden begriffen. Zudem ist festzustellen, dass es in den komplexen Fragen das Lebensende und seine »Gestaltung« betreffend eine einheitliche Ethik, auch unter Ärzten, nicht gibt: Individualisierung, Selbstbestimmung und die Suche nach einem unverwechselbaren Lebensentwurf als Grundmuster gegenwärtiger Lebensführung beziehen auch das Lebensende mit ein.

Palliativmedizin

Als Palliativmedizin bezeichnet man nach den Definitionen der Weltgesundheitsorganisation (WHO) und der Deutschen Gesellschaft für Palliativmedizin (DGP) die aktive, ganzheitliche Behandlung und Betreuung von Patienten mit einer weit fortgeschrittenen und weiter voranschreitenden Erkrankung mit begrenzter Lebenserwartung, die auf Heilungsversuche (kurative Behandlung) nicht mehr anspricht. Beherrschung von Schmerzen, Atemnot und Angst sowie die Sorge um psychische, soziale und spirituelle Probleme des Kranken stehen im Vordergrund. Nicht also das Überleben des Patienten um jeden Preis, sondern sein Wohlbefinden und eine möglichst hohe Lebensqualität, seine Wünsche und noch zu erreichenden Ziele stehen im Zentrum der Versorgung, weshalb man auch umfassender von »Palliative Care« (»palliativer Versorgung«) spricht. Immer bezieht Palliative Care auch Angehörige und Freunde mit ein. Die Kosten für palliativmedizinische wie auch hospizliche Versorgung werden von den Krankenkassen übernommen.

Heilung – Linderung – Zuwendung

Jeder Kranke, zumal jeder Schwerkranke, erhofft und erwartet vom Arzt und von der Medizin Heilung. So natürlich diese Hoffnung und Erwartung auch sind und so weitreichend die Verheißungen der Medizin auch sein mögen – nahezu jeder Mensch macht irgendwann die Erfahrung, spätestens dann, wenn sein Lebensende naht, dass die Grenzen des medizinisch Möglichen erreicht sind: Heilung ist außer Reichweite. Stattdessen rücken die Möglichkeiten und Angebote der Palliativmedizin in den Vordergrund: Umfassende Leidenslinderung wird zur Maxime ärztlichen und pflegerischen Handelns und, nicht zuletzt, menschliche Zuwendung und Trost.

Der wissenschaftliche Fortschritt der Medizin brachte es mit sich, dass ihr Auftrag, Heilung und Gesundung herbeizuführen, einem biomedizinischen Krankheitsmodell den Weg bahnte, das das Subjekt der Krankheit, den leidenden Patienten, weitgehend ausblendete. Mit Beginn der zweiten Hälfte des 20. Jahrhunderts wurde der Begriff »Apparatemedizin« zur Chiffre für eine Medizin, die sich einseitig an einem technologischen Selbstverständnis und am erkrankten Organ orientierte, kaum jedoch am Wohl des Patienten im Sinne seiner psychischen Befindlichkeit sowie umfassender Beratung, Behandlung und Linderung krankheitsbedingter Nöte, Ängste und Sorgen. So verfehlte die Medizin wesentliche Anteile ihres Auftrags, und es wundert keineswegs, dass sie vielfach und zu Recht mit dem Attribut »inhuman« belegt wurde.

Die Trias Heilung – Linderung – Zuwendung bestimmt seit den Anfängen der Medizin den Wert ihres Handelns. Allein das

Ineinandergreifen dieser drei Facetten ärztlichen und pflegerischen Handelns bietet die Gewähr für das, was »gute Medizin« ist. Sie offenbart sich in besonderer Weise am Lebensende. Dies wird nachfolgend näher erläutert.

Was ist »Heilung«?

Unsere Medizin leistet – trotz aller berechtigten Kritik an ihr – Großartiges. Sie verpflanzt Organe, hat durch Impfung die Polio nahezu ausgerottet, lässt Frühgeborene überleben und bewahrt Kranke mit lebensbedrohlichen Herzrhythmusstörungen mittels Implantation eines Defibrillators vor dem plötzlichen Herztod. Auch zunehmend mehr Krebserkrankungen können heute schonend und mit viel Aussicht auf Erfolg behandelt werden, etwa manche Leukämieformen oder das Prostatakarzinom des Mannes.

Aber können wir bei einem uns als gelungen erscheinenden Behandlungsergebnis immer von Heilung sprechen? Was ist Heilung? Im eigentlichen Wortsinn steht Heilung am Ende eines therapeutischen Prozesses, der die Krankheit vollständig zum Verschwinden bringt und in die restlose Wiederherstellung des vor der Krankheit bestehenden Zustands, den der Gesundheit (»Restitutio ad integrum«), mündet. Das ist beispielsweise – die Selbstheilung mancher Krankheiten wie eines Infekts der oberen Luftwege hier einmal beiseitegestellt – bei der erfolgreichen operativen Behandlung eines Knochenbruchs oder der vollständigen Ausheilung einer Infektionskrankheit mithilfe eines Antibiotikums der Fall.

Auch für die Behandlung eines Nierensteinleidens, einer Unterzuckerung oder mancher Vergiftung kann dies zutreffen. Dann spricht man mit Fug und Recht von einer heilenden oder kurativen Behandlung (oder von kurativer Medizin). Für die Behandlung der weitaus meisten Erkrankungen jedoch bedeutet »Heilung« keineswegs ihr Verschwinden. Beispiele hierfür sind die Behandlung der großen Volkskrankheiten wie Bluthochdruck, Gefäßleiden, Diabetes, Osteoporose, Parkinson'sche Krankheit und viele Krebserkrankungen. Die Behandlung der koronaren Herzerkrankung mit Ballonausweitung und Stent etwa oder die Insulintherapie des Diabetes bringt ja nicht die Krankheit selbst zum Verschwinden; sie lässt den Patienten jedoch überleben, indem sie die Krankheit »in Schach hält«, ihre Auswirkungen und Symptome lindert und das Wohlbefinden steigert. Günstigstenfalls trägt eine solche Behandlung dazu bei, Lebenserwartung und Lebensqualität eines Kranken denen eines Gesunden anzunähern.

Was ist Palliativmedizin und was leistet sie?

Ähnlich verhält es sich, wenn die kurativen (auf Heilung zielenden) Behandlungsmöglichkeiten im Falle einer schweren Erkrankung – einer »ausbehandelten« Krebserkrankung beispielsweise – ausgeschöpft sind, was manchen Arzt vor noch nicht allzu langer Zeit in therapeutischen Nihilismus verfallen ließ. Dieser fand seinen Ausdruck nicht selten in einer deprimierenden Mitteilung des Arztes an den Patienten oder seine Angehörigen: »Wir können nichts mehr tun.« Im Grunde kann man hier von einem ärztlichen Kunstfehler sprechen! Nicht nur, dass er jede Hoffnung zunichtemacht; er ist sachlich-inhaltlich unzutreffend! Medizin kann (und muss) immer etwas tun; wenn nicht mehr im Sinne der Gesundung und Lebensverlängerung, dann im palliativen Sinn umfassender Symptom- und Leidenslinderung.

Keineswegs also ist Palliativmedizin gleichzusetzen mit Sterbemedizin! Oftmals ist nämlich eine palliative »Haltung« von Ärzten und anderen Behandlern, sind palliativmedizinische Vorgehensweisen schon bei Diagnosestellung einer Erkrankung gefragt. Denn wenn Heilung ein fragliches Therapieziel oder bei fortgeschrittener Erkrankung gar ausgeschlossen ist, müssen neben den kurativen Bemühungen umfassende Beschwerde- und Symptomlinderung einsetzen beziehungsweise an ihre Stelle treten. In aussichtsloser Erkrankung schließlich wird das subjektive Wohlbefinden des Kranken, unabhängig von der zu erwartenden Lebenszeit zum alleinigen Prinzip aller ärztlichen und pflegerischen Bemühungen und Fürsorge. Wünsche, Ziele und das Befinden des Patienten stehen im Vordergrund der Behandlung. Zutreffender ist es deshalb, von »Palliative Care« (»Palliativer Versorgung«) zu sprechen, innerhalb deren Palliativmedizin eine zentrale Stellung einnimmt.

Dabei bedeutet *Palliative Care* weitaus mehr als lediglich ausreichende Schmerzbehandlung (mit der sie oft gleichgesetzt wird). Denn nur für ungefähr 15 Prozent aller Schwerstkranken und Sterbenden ist der Schmerz das dominante Symptom ihres Leidens. Viel häufiger leiden sie unter Luftnot, unstillbarem Husten, Appetitlosigkeit, Übelkeit, Erbrechen, Durchfall, Muskelzittern, Juckreiz, nachlaufendem Bauchwasser und anderen belastenden körperlichen Symptomen. Quälender als die physischen sind zudem oftmals Symptome psychischer oder mentaler Natur, wie zum Beispiel Angst, Verwirrtheit, Depression, Lethargie, Ruhe- und Schlaflosigkeit, Kontrollverlust und Verlassenheit, die Sorge um die Familie und nicht mehr wahrnehmbare berufliche Aufgaben sowie beklemmende Fragen zu Jenseits und Transzendenz.

Hoher Versorgungsanspruch

Entsprechend dem weiten Spektrum der Maßnahmen und Interventionen, die am Lebensende notwendig werden können, definiert auch die WHO den Begriff »Palliative Care« in einem umfassenden Sinn: »Palliative Care dient der Verbesserung der Lebensqualität von Patienten und ihren Familien, die mit einer lebensbedrohlichen Erkrankung konfrontiert sind. Dies geschieht durch Vorbeugung und Linderung von Leiden mittels frühzeitiger Erkennung, hochqualifizierter Beurteilung und Behandlung von Schmerzen sowie anderen körperlichen Symptomen und Problemen physischer, psychosozialer und spiritueller Natur.«

Zum ersten Mal in der Medizingeschichte sind hier bei der Definition eines medizinischen Fachgebiets die physischen, psychosozialen und spirituellen Probleme auf derselben Ebene angesiedelt! Von Bedeutung ist zudem, dass sich die Palliativbetreuung nicht allein auf den Patienten richtet, sondern in gleicher Weise seine Angehörigen und sein soziales Umfeld miteinbezieht.

Deutlich wird der hohe Versorgungsanspruch an all diejenigen, die mit der Behandlung und Betreuung Schwerstkranker und Sterbender befasst sind: Palliativärzte, Pflegekräfte, Psychotherapeuten, Psychoonkologen, Seelsorger, insbesondere auch ehrenamtlich tätige Mitmenschen müssen über eine hohe kommunikative Kompetenz, Zeit und Einfühlungsvermögen verfügen, um Menschen in schwerer Krankheit oder auf ihrem letzten Weg begleiten zu können. Sicher kann dieser Anspruch noch nicht in jeder Palliativstation und jedem Hospiz eingelöst werden, doch während der letzten Jahre sind – wenn auch noch manche Versorgungslücke zu schließen ist, besonders in ländlichen Gebieten – auf dem Feld der palliativmedizinischen und hospizlichen Versorgung in Deutschland erfreuliche Fortschritte erzielt worden: 2009 wurde Palliativmedizin in die ärztliche Approbationsordnung aufgenommen, seit 2013 ist sie Prüfungsfach im ärztlichen Staatsexamen. 2014 verfügten nahezu 9000 Ärzte in Deutschland über die Zusatzbezeichnung »Palliativmediziner«, an deutschen Kliniken existierten mehr als 250 Palliativstationen. Von 1995 bis 2014 stieg die Anzahl der stationären Hospize auf mehr als 230, die Anzahl der ambulanten Hospizdienste verdreifachte sich von 1996 bis 2014 auf nunmehr 1500 Einrichtungen. Die Zahl von 80 000 ehrenamtlich tätigen Mitbürgern für 2014 belegt eindrucksvoll das so wichtige bürgerschaftliche Engagement in der Hospizarbeit.

Palliative Sedierung

Sind alle Möglichkeiten der Leidens- und Symptomlinderung ausgeschöpft oder bestehen primär unerträgliche Symptome (beispielsweise schwerste Atemnot bei ausgedehnter diffuser Lungenmetastasierung), kann die palliative Sedierung angezeigt sein. Sie versetzt den leidenden Patienten mittels einer gesteuerten Infusion, die sedierende Medikamente enthält, in einen bewusstseinsgedämpften oder bewusstlosen (narkoseähnlichen) Zustand, der zeitlich begrenzt sein oder kontinuierlich aufrechterhalten werden kann. Der Patient muss über ihn detailliert aufgeklärt werden und ihm zuvor zugestimmt haben, weil er in sediertem Zustand nicht kommunikationsfähig ist.

Sowohl Indikation wie Intention der palliativen Sedierung werden uneinheitlich beurteilt: Strittig ist beispielsweise, ob ausnahmslos unerträgliche körperliche Symptome (Atemnot, Schmerz und andere) als Indikation zur palliativen Sedierung gelten dürfen oder auch psychische Symptome wie »existentielles Leiden«. Ferner kann bei einer kontinuierlichen Sedierung, deren Ausmaß sich nach den Gesetzen (§§ 212 und 216 StGB) sowie dem Standard der Palliativmedizin immer am Symptom orientieren muss und niemals den Tod intendieren darf, die Abgrenzung zwischen palliativer und terminaler, das Leben verkürzender Sedierung unmöglich werden. Wie in einer Studie, der eine Umfrage unter palliativmedizinisch tätigen Ärzten zugrunde liegt, dokumentiert werden konnte, kommt es jedoch keineswegs selten vor, dass das vom Arzt gewählte Mittel und seine Dosierung nicht allein das quälende Symptom aufheben, sondern auch das Eintreten des erlösenden Todes mehr oder weniger gezielt herbeiführen.[8]

Betont sei noch einmal: Die korrekte, weil ärztlich indizierte palliative Sedierung ist entweder schlicht eine gebotene Sterbebegleitung, also gute Medizin zur Symptomkontrolle am Lebensende, oder ebenso gebotene und erlaubte indirekte aktive Sterbehilfe, wenn faktisch eine unausweichliche oder billigend in Kauf genommene lebensverkürzende Wirkung eintritt.

Stationäres Hospiz und ambulanter Hospizdienst

Gerade am Lebensende kommt der ambulanten oder stationären hospizlichen Versorgung überragende Bedeutung zu. Auf diese immer wichtiger werdende, von den Kranken- und Pflegekassen finanzierte Versorgung haben die Versicherten seit 2007 einen gesetzlichen Anspruch! Voraussetzung für die Aufnahme in ein stationäres Hospiz ist, dass erstens eine nicht mehr heilbare und ausbehandelte Erkrankung vorliegt; dass zweitens die Lebenserwartung nach ärztlicher Einschätzung ein halbes Jahr nicht überschreitet; und dass drittens eine ambulante Versorgung (etwa im Kreis der Familie) durch ein sogenanntes »Palliative-Care-Team« nicht möglich ist, weil beispielsweise der Patient alleinstehend ist, die Familie überfordert oder der Pflegeaufwand so hoch ist, dass eine Rund-um-die-Uhr-Betreuung unausweichlich wäre. Dies muss von einem Arzt in einem kurzen Gutachten, das der Krankenkasse zugleich als Kostenübernahme vorzulegen ist, bestätigt werden.

Liegt der Schwerpunkt der Behandlung und Versorgung eines Schwerstkranken (und seiner Angehörigen) in der Palliativstation einer Klinik regelhaft noch eher auf der Seite der körperlich verursachten Symptome der Erkrankung, so zielt hospizliche Versorgung – auf der Grundlage bester medizinisch-pflegerischer Behandlung – noch stärker auf das subjektive Wohlbefinden des Kranken und seiner Angehörigen im Sinne menschlicher Begleitung durch Zuwendung und Gespräch: Achtsamkeit, Respekt und Herzenswärme – diese Trias darf als das Wesen der Hospizidee bezeichnet werden, sie bildet die Grundlage der Arbeit aller Mitarbeiter eines Hospizes oder eines Hospizdienstes. Und nirgendwo ist sie schlichter und zugleich prägnanter formuliert worden als in Großbritannien, ihrem Mutterland: »Low tech – high touch.« So viel Medizin wie nötig, so viel Zuwendung wie möglich.

Suizid und Suizidbeihilfe

Der Suizid als eine Möglichkeit der »conditio humana« wird seit alters her von Ethikern, Philosophen, Theologen und der Ärzteschaft verworfen oder gebilligt; nicht anders verhält es sich bei der Suizidbeihilfe. Fakt ist, dass Suizid und die Beihilfe zum Suizid in Deutschland zwischen 1871 und 2015 strafrechtlich nicht untersagt waren. Auf dem Deutschen Ärztetag 2011 indes beschloss die Ärzteschaft mehrheitlich, ihren Mitgliedern die Suizidbeihilfe im neugefassten § 16 ihrer Musterberufsordnung zu verbieten; allerdings wurde diese nur von 10 der 17 Landesärztekammern übernommen.

Mit dem vom Bundestag beschlossenen neuen Strafrechtsparagraphen 217 (§ 217 StGB) wurde 2015 »die geschäftsmäßige (auf Wiederholung angelegte; Anm. Verf.) Förderung der Selbsttötung« unter Strafe gestellt. Gegen dieses Verbot wurde seit 2016 von unterschiedlicher Seite (Patienten, Ärzte, Verbände) beim Bundesverfassungsgericht (BVerfG) in Karlsruhe Klage eingereicht. Dieses erklärte am 26.2.2020 § 217 StGB für »nichtig«, weil er nach Art. 2 Abs. 1 Grundgesetz (GG) dem Recht auf freie Entfaltung der Persönlichkeit zuwiderlief. Seitdem ist die freiverantwortliche Suizidbeihilfe – unabhängig von Alter und Krankheit – grundsätzlich erlaubt, soweit sie angeboten wird, das heißt, ein Rechtsanspruch auf Suizidbeihilfe besteht nicht. In der Folge des Urteils des BVerfG hob der Deutsche Ärztetag am 5.5.2021 das berufsrechtliche Verbot der Suizidbeihilfe auf.

Im Unterschied zu der nach wie vor nach § 216 StGB strafbewehrten Tötung auf Verlangen (aktive Sterbehilfe), bei der der Suizidhelfer (meist ein Arzt) die Tatherrschaft innehat, hat bei der Suizidbeihilfe der Suizident selbst die Tatherrschaft über den gesamten Akt der Selbsttötung, das heißt, er muss sich das Tötungsmittel selbst zuführen.

Mit seinem Urteil hat das Bundesverfassungsgericht dem Gesetzgeber indirekt aufgegeben, die Suizidbeihilfe neu zu regeln, insbesondere um für »vulnerable Menschen« (Menschen in psychischen Krisensituationen, mental eingeschränkte Personen u.a.) Schutzkonzepte zu erarbeiten, die Freiverantwortlichkeit ihres Entschlusses sicherzustellen und die Übereiltheit eines Suizids und Missbrauch der Suizidbeihilfe zu verhindern. Zum gegenwärtigen Zeitpunkt (Januar 2022) liegen hierzu von den Parteien verschiedene (zum Teil interfraktionelle) Gesetzentwürfe vor. In deren Mittelpunkt steht die Frage der Suizidprävention, die Beurteilung der Freiverantwortlichkeit eines Suizidwilligen, die Notwendigkeit einer Beratungspflicht für Suizidwillige sowie der Umgang mit Sterbehilfeorganisationen. Wann der Gesetzgeber (Bundestag) eine Neuregelung der Suizidbeihilfe diskutieren und beschließen wird, ist offen.

Sterben wollen

Schwerste, zumal aussichtslose Krankheit kann die Leidensfähigkeit und Leidensbereitschaft eines Menschen aufs Äußerste strapazieren, ja ihn letztlich zermürben und überfordern. Krankheit und Leiden haben ihn in eine unerträgliche und hoffnungslose Lage manövriert, die nach einem Ende verlangt, das als ein natürliches abzuwarten ihm nicht mehr zumutbar erscheint. Selbst beste soziale Aufgehobenheit und die Angebote und Möglichkeiten umfassender palliativmedizinischer Versorgung sind dann nicht in der Lage, den Entschluss eines Schwerstkranken, das Ende seines Leidens selbst herbeizuführen, zu revidieren.

Die Ausweglosigkeit des Leidens in aussichtsloser Krankheit oder schwerster Versehrtheit erfährt in manchen Fällen noch eine Verschärfung dadurch, dass die Medizin in den letzten Jahrzehnten neben all ihren Errungenschaften tragischerweise auch Existenzweisen hervorgebracht hat, in die Menschen ohne sie nie geraten wären, weil sie zuvor eines natürlichen Todes gestorben wären. Hierzu gehört manche Behandlung von Patienten, die auf eine mehr oder weniger dauerhafte intensivmedizinische Behandlung angewiesen sind: Patienten, die beatmet werden müssen, oder solche mit schwersten neurologischen Beeinträchtigungen wie amyotropher Lateralsklerose (ALS), Wachkoma oder Locked-in-Syndrom (*siehe Kapitel Koma und »Wachkoma«*), die weder sprechen können noch bei erhaltenem Bewusstsein auch nur einen Muskel (die Augenmuskeln ausgenommen) zu bewegen in der Lage sind.

Abgesehen davon, dass nahezu alle Patienten in dieser Lage motorisch unfähig sind, einen Suizid zu vollziehen, verlangen sie auch nicht danach. Ihrem Sterbewillen muss dadurch entsprochen werden – immer vorausgesetzt, ihr Sterbewunsch ist frei verantwortlich und wohlerwogen –, dass die lebenserhaltende Behandlung, wenn nötig und gewollt unter palliativer Begleitung/Sedierung, eingestellt wird und so das Sterben ermöglicht wird: ein Vorgehen, das palliativmedizinischen Standards folgt und rechtlich gesehen vollkommen unbedenklich ist.

Anders verhält es sich bei einem aussichtslos leidenden Kranken oder Schwerstversehrten, der frei verantwortlich zu entscheiden *und zu handeln* in der Lage ist, um einen Suizid zu vollziehen. Ist er über alle alternativen Möglichkeiten der Palliativmedizin informiert und aufgeklärt, sollte ihm bei einem nachhaltigen Sterbewunsch nach Auffassung des Autors die ärztliche Beihilfe zum Suizid nicht versagt werden.

Kaum jemand hat die existentielle Not aussichtslos kranker und aus diesem Grund zum Suizid entschlossener Menschen eindrucksvoller zum Ausdruck gebracht als der Psychiater und Philosoph Karl Jaspers:

> Wo unheilbare körperliche Erkrankung, Mangel aller Mittel und völlige Isolierung zusammenkommen, kann in höchster Klarheit ohne Nihilismus das eigene Dasein nicht überhaupt, sondern das, was jetzt noch bleiben könnte, negiert werden. Es ist eine Grenze, wo Fortleben keine Pflicht mehr sein kann: Wenn der Prozess des Selbstwerdens nicht mehr möglich ist, physisches Leid und Anforderungen der Welt so vernichtend werden, dass ich nicht mehr bleiben kann, der ich bin; wenn zwar nicht die Tapferkeit aufhört, aber mit der

Kraft die physische Möglichkeit schwindet; und wenn niemand in der Welt ist, der liebend mein Dasein festhält ... Dem tiefsten Leid kann ein Ende gemacht werden, obgleich und weil die Bereitschaft zum Leben und zur Kommunikation die vollkommenste ist.[9]

Ärztliche Suizidbeihilfe und Palliativmedizin: kein Widerspruch

Und doch – kein Zweifel kann daran bestehen, dass das Zusammenwirken von Zuversicht in die eigene Existenz, nicht selten auch in transzendentale Hoffnung, verbunden mit einem Höchstmaß an menschlicher Zuwendung sowie optimaler medizinisch-pflegerischer Behandlung und Betreuung Patienten in aussichtsloser Krankheit diese nicht nur ertragen lässt, sondern sie auch befähigt, eine – wenn auch stark eingeschränkte – Lebensqualität, ja sogar, wenn auch selten, Lebensfreude erfahren zu lassen.

Das klassische Angebot, auf das die übergroße Mehrheit aller Patienten in aussichtsloser Krankheit vertraut und das sie für sich wünscht, ist das der Palliativmedizin: Auf der Grundlage bester medizinischer und pflegerischer Versorgung erfährt der Patient umfassende Linderung seiner Symptome und Beschwerden. Sein subjektives Wohl und seine Lebensqualität stehen im Vordergrund, unabhängig von der noch zu erwartenden Lebenszeit. Im Idealfall findet diese auf der Palliativstation eines Krankenhauses begonnene Behandlung und Betreuung ihre Fortsetzung in hospizlicher Versorgung (ambulant oder stationär). Ihr zentraler Auftrag besteht darin, über die Linderung der körperlichen und psychischen Symptome hinaus den Patienten mit Achtsamkeit, Zuwendung und Herzenswärme auf seinem letzten Weg zu begleiten. Nicht unwesentlich ist, dass palliativmedizinische wie hospizliche Versorgung Angehörige und Freunde mit einschließt.

Indes vermögen es manche aussichtslos kranken Patienten nicht, ihr Schicksal trotz größtmöglicher menschlicher Zuwendung und optimaler medizinischer und pflegerischer Hilfen anzunehmen. Nicht von jedem dieser Kranken kann und darf erwartet werden, dass er Quellen des Lebenssinns in sich erschließt oder Energien mobilisiert, die ihn Schicksalsschlägen der beschriebenen Art standhalten lassen. Daraus folgt für den Autor, dass palliativmedizinische beziehungsweise hospizliche Versorgung einerseits und ärztliche Beihilfe zum Suizid andererseits einander nicht grundsätzlich ausschließen. Beide Weisen ärztlicher und pflegerischer Hilfeleistung am Lebensende verhalten sich nicht antagonistisch, sondern (letztlich) komplementär zueinander: Ärztliche Suizidbeihilfe *kann* zu einer äußersten Maßnahme palliativer Medizin werden. Unter Umständen ist sie nach Auffassung des Autors nicht nur gerechtfertigt, sondern sogar geboten.

Ein Suizidhilfebegehren wird – wie dargestellt – nahezu immer von Menschen vorgetragen, die sich im weit fortgeschrittenen Stadium einer unheilbaren körperlichen Erkrankung befinden. Indes äußern auch Menschen diesseits einer schweren Erkrankung in seltenen Fällen einen wohlerwogenen Suizidwunsch, beispielsweise weil sie eine dementielle Erkrankung nicht durchleben wollen oder in hohem Alter im wohlverstandenen Sinne »lebensmüde« sind. Nicht betroffen von einer manifesten Krankheit dominieren Gebrechlichkeit und Hinfälligkeit ihr Leben, das allein danach verlangt, ein baldiges friedliches Ende zu finden.

Begriffe, Definitionen und Abgrenzungen

Statt des herkömmlichen Begriffs »Selbstmord« empfiehlt sich der neutrale Begriff »Suizid« (oder Selbsttötung), schließlich erfüllt der Suizid nicht die im Strafgesetzbuch für den Mord festgelegten Merkmale (Heimtücke und sogenannte niedere Beweggründe). Kein Mensch nimmt sich das Leben aus Heimtücke gegen sich selbst. Man kann sich also selbst töten, jedoch nicht ermorden. Selbstmörder kann nur ein Selbstmordattentäter sein, da er beabsichtigt, auch andere durch sein verwerfliches Tun zu töten, sprich zu ermorden. Ebenso sollte der Begriff »Freitod« für den Suizid vermieden werden, weil ihm eine positive Konnotation im Sinne einer Heroisierung innewohnt.

Der Akt des Suizids selbst ist gesetzlich nicht definiert. Man kann sich das Leben auf sehr unterschiedliche Weisen nehmen: Zum einen durch aktives Tun (aktiver Suizid) wie zum Beispiel Erhängen, Erschießen oder Gifteinnahme; zum anderen durch Unterlassen lebenserhaltender Maßnahmen, wie etwa dem vorsätzlichen und bewussten Verzicht auf Nahrungs- und Flüssigkeitsaufnahme (FVNF) oder dadurch, dass man sich einem Erfrierungstod in der Natur überlässt (passiver Suizid). Entscheidend ist, dass in beiden Fällen der Suizident durch vorsätzliches Handeln – unabhängig von einer möglichen Vorerkrankung – eine Kausalkette in Gang setzt, die seinen vorzeitigen Tod beabsichtigt und herbeiführt. Rechtlich gesehen, handelt es sich in beiden Fällen um einen Suizid, unterschieden allein dadurch, dass beim langsam verlaufenden passiven Suizid der Mensch Willenskonstanz zeigen muss.

Der Suizid ist abzugrenzen vom Behandlungsabbruch beziehungsweise dem Zulassen des Sterbens (zum Beispiel Nichtaufnahme oder Abbruch einer Nierendialyse oder Beatmung) gemäß dem Willen des Patienten. In diesen Fällen überlässt sich ein kranker Mensch dem natürlichen zum Tode führenden Verlauf seiner Erkrankung; der Patient verstirbt also an seiner Krankheit und nicht an einem gezielten Eingriff von eigener (oder fremder) Hand.

Suizidbeihilfe bezeichnet die gezielte Hilfeleistung einer Person (Arzt/Angehöriger/Sterbehilfeverein), die es einer anderen Person auf deren freiverantwortliches Verlangen hin ermöglicht, von eigener Hand zu sterben, indem der Suizident in der Regel eine tödliche Dosis eines Medikaments einnimmt. Entscheidend ist – und darauf besteht die deutsche Rechtsordnung –, dass der Suizidwillige, im Unterschied zu der nach § 216 StGB verbotenen Tötung auf Verlangen (Tatherrschaft beim Arzt/Angehörigen) über den gesamten Akt der Selbsttötung die Tatherrschaft innehat.

Zwei Beispiele mögen dies verdeutlichen: Ein Arzt darf zwar einem freiverantwortlichen Suizidwilligen ein Glas mit einer darin gelösten Menge einer todbringenden Substanz bereitstellen; es ergreifen, seinen Inhalt trinken und schlucken muss der Patient ohne fremde Hilfe. Das heißt, auch eine eventuell nötige Hilfe durch Einflößen des Mittels ist dem Arzt untersagt.

Entsprechendes gilt für die Selbsttötung mittels einer Infusion: Der Arzt darf dem Suizidenten zwar eine Infusion mit einem tödlichen Mittel vorbereiten und ihm einen Venenzugang legen; doch der Patient muss das Ventil der Infusion, die überhaupt erst das Einströmen des Mittels in seine Blutbahn ermöglicht, von eigener Hand öffnen.

Strafrecht und ärztliches Berufsrecht vor der Entscheidung des Bundesverfassungsgerichts zu § 217 StGB

Auf die Historie der seit jeher strittigen Frage der philosophischen, ethischen, juristischen und berufsrechtlichen Problematik des Suizids und der Suizidbeihilfe soll hier nicht näher eingegangen werden (siehe hierzu mein Buch *Wer sterben will, muss sterben dürfen*, 2021). Fakt ist, dass weder das deutsche Strafrecht noch das ärztliche Berufsrecht den Suizid und die Suizidbeihilfe bis zum Jahr 2015 unter Strafe stellte: Nach einer langen, gesellschaftlich und politisch kontrovers geführten Debatte beschloss der Deutsche Bundestag im Juli 2015 den neu geschaffenen Strafrechtsparagraphen 217, der am 10.12.2015 in Kraft trat und fortan die »geschäftsmäßige (das heißt auf Wiederholung angelegte, Anm. Verfasser) Förderung der Selbsttötung« untersagte und mit einer Geldstrafe oder einer bis zu dreijährigen Gefängnisstrafe belegte.

Vordergründiger Anlass für den neuen Strafrechtsparagraphen 217 war die 2009 gegründete und in Hamburg ansässige Organisation »Sterbehilfe Deutschland« (ein Ableger der Schweizer Organisation DIGNITAS), die Suizidhilfe unter bestimmten Bedingungen ermöglichte. Ihr seien – so die Befürworter des neuen Strafrechtsparagraphen – insbesondere schwerkranke, deprimierte und verzweifelte (alte) Menschen schutzlos ausgeliefert. Indes war dies keineswegs der Fall, denn die Sterbehilfeorganisationen prüf(t)en und dokumentier(t)en – schon allein aus strafrechtlichem Eigenschutz – die Freiverantwortlichkeit der Suizidwilligen minutiös. Anderenfalls hätten sie sich nach § 212 oder § 222 StGB wegen Tötung beziehungsweise fahrlässiger Tötung, jeweils in mittelbarer Täterschaft strafbar gemacht. Mithin war sichergestellt, dass besonders vulnerable Personen, also Menschen, die, aus welchen Gründen auch immer, nicht freiverantwortlich zu entscheiden und zu handeln in der Lage waren, von der Suizidhilfe durch eine Sterbehilfeorganisation ausgeschlossen waren.

Der eigentliche Grund für die Empörung, die den Sterbehilfeorganisationen aus Fachwelt und Öffentlichkeit entgegenschlug, lag und liegt nicht zuletzt in den zumindest zeitweise hohen Honoraren, die sie von suizidwilligen »Kunden« für ihre Leistungen verlang(t)en.

Nicht unerwähnt bleiben darf die Tatsache, dass das Aufkommen von Sterbehilfeorganisationen eng verknüpft war mit erheblichen Vorbehalten der Ärzteschaft, gerade unheilbar erkrankten und schwer leidenden Patienten, die nach Suizidhilfe verlangten, diese auch zu gewähren. Und nach Inkrafttreten des strafbewehrten § 217 StGB zum Jahresende 2015 war verständlicherweise erst recht kein Arzt mehr bereit, das Risiko auf sich zu nehmen, suizidwilligen Patienten zu helfen.

Zwar stand das ärztliche Berufsrecht der Suizidbeihilfe schon seit jeher ablehnend gegenüber, jedoch nicht ausdrücklich in dem Sinne, dass sie durch die Berufsordnung der Ärzteschaft verboten und sanktioniert war. Noch im Januar 2011 hatte der damalige Präsident der Bundesärztekammer, Professor Jörg-Dietrich Hoppe, erklärt: »Die Suizidbeihilfe gehört nicht zu den ärztlichen Aufgaben; sie soll aber möglich sein, wenn der Arzt dies mit seinem Gewissen vereinbaren kann.« Doch schon ein halbes Jahr später, im Juni 2011, beschloss die Bundesärztekammer (BÄK) während des Deutschen Ärztetages in Kiel mit deutlicher Mehrheit eine Neufassung des § 16 (Beistand für Sterbende) der Musterberufsordnung (MBO), die fortan die ärztliche Suizidbeihilfe strikt untersagte. Sie wurde allerdings nur von 10 der 17 Landesärztekammern umgesetzt; die übrigen sieben Kammern beließen es bei Formulierungen, die einer Gewissensentscheidung des Arztes für eine Suizidbeihilfe grundsätzlich Raum ließen. Somit belegt dieser Dissens zum einen die Gespaltenheit der deutschen Ärzte in der Frage der Suizidbeihilfe; zum anderen besteht aus berufsrechtlicher Perspektive in der Frage der Zulässigkeit der Suizidbeihilfe hierzulande ein Flickenteppich: Je nach Landesärztekammerbezirk ist Ärzten Suizidbeihilfe erlaubt oder untersagt, ein bis heute anhaltender und untragbarer Zustand – für Patienten wie Ärzte.

Das Urteil des Bundesverfassungsgerichts vom 26.2.2020 erklärt § 217 StGB für nichtig

Die seit 2015 geltende in § 217 StGB niedergelegte strafbare Suizidbeihilfe blieb nicht ohne Widerspruch. Patienten, Ärzte und Verbände sahen sich in ihren jeweiligen Grundrechten verletzt und reichten seit Juni 2016 Klage beim Bundesverfassungsgericht ein. Der zu den Klägern gehörende Autor beispielsweise fühlte sich im Interesse seiner Patienten in seiner Gewissensfreiheit (nach Artikel 4/1 GG) und in der Freiheit der Berufsausübung (nach Artikel 12/1 GG) eingeschränkt.

Nach einer vom Gericht im April 2019 angesetzten zweitägigen (!) Anhörung, während der Befürworter und Gegner des § 217 StGB ihre Argumente ausführlich vorbringen konnten, verkündete das Bundesverfassungsgericht zehn Monate später am 26.2.2020 sein Urteil: Es erklärte die Rechtsnorm des § 217 StGB für nichtig. Ein Urteil in einer Radikalität und Reichweite, wie es die Beschwerdeführer und ihre Rechtsanwälte mit Verfassungsbeschwerden eingefordert hatten. Das hatten selbst die meisten Gegner des § 217 StGB nicht erwartet. Denn weder Alter noch das Vorliegen einer Erkrankung hatte das Gericht zur Voraussetzung einer Suizidbeihilfe erklärt; auch müsse der Suizidwillige sein Vorhaben weder begründen noch rechtfertigen; allein die Freiverantwortlichkeit des Entschlusses des Suizidenten sei maßgebend: eherne Grundprinzipien des Medizinrechts, wie sie die Rechtsprechung seit fünfzig Jahren entwickelt hat und wie sie sich etwa auch im »Patientenverfügungsgesetz« schon vor Jahren niedergeschlagen hatten.

Freiverantwortlichkeit liegt vor, wenn der Suizident erstens wohlerwogen handelt (das heißt, er muss über alle Alternativen medizinischer Angebote aufgeklärt sein, zumindest müssen sie ihm angeboten worden sein); zweitens muss er seinen Entschluss frei von krankhaften mentalen Störungen gefasst haben, und drittens muss sein Entschluss frei von nötigenden Einflüssen sein. Die Essenz des 115-seitigen Urteils lässt sich wie folgt zusammenfassen: Die Selbstbestimmung über das eigene Lebensende gehört nach Artikel 2, Abs. 1 GG zum ureigenen Bereich der Personalität des Menschen. Zur Selbstbestimmung gehört auch, hierzu die Hilfe Dritter in Anspruch zu nehmen, soweit sie angeboten wird. Das schließt ein, dass Suizidbeihilfe, von wem auch immer sie geleistet wird, eine freiwillige Leistung ist; insbesondere kann kein Arzt zur Suizidbeihilfe verpflichtet werden.

Obwohl Suizidbeihilfe bei einem nicht freiverantwortlichen Menschen seit jeher durch § 212 StGB mit bis zu lebenslanger (!) Freiheitsstrafe bedroht ist, wies das Urteil des BVerfG zudem darauf hin, dass es dem Gesetzgeber obliege, auf dem Wege eines neuen Gesetzes zusätzliche rechtliche Voraussetzungen dafür zu schaffen, die Freiverantwortlichkeit eines Suizidwilligen sicherzustellen.

Schon am 2.3.2017 hatte der Bundesgerichtshof (BGH) entschieden, dass die Selbstbestimmung über das eigene Lebensende nicht allein den Abbruch lebensverlängernder Behandlungen beinhalte, sondern auch das Grundrecht, sich selbst zu töten. Das Urteil konstatierte, dass der Erwerb eines Betäubungsmittels für eine Selbsttötung mit dem Zweck des Betäubungsmittelgesetzes (BtMG § 5 Abs. 1 Nr.6) ausnahmsweise vereinbar ist, wenn sich der suizidwillige Erwerber wegen einer schweren und unheilbaren Erkrankung in einer extremen Notlage befindet. Indes verweigert das Bundesinstitut für Arzneimittel (BfArM) – entgegen dem Urteil des BGH – bis heute die Herausgabe von Betäubungsmitteln zur Selbsttötung, da sie mit dem Zweck des Betäubungsmittelgesetzes, »die notwendige medizinische Versorgung der Bevölkerung sicherzustellen«, nicht vereinbar sei. Gestützt wird diese bis heute strittige Auffassung durch das Bundesministerium für Gesundheit. Es forderte im Juni 2018 das BfArM schriftlich auf, sämtliche Anträge von schwerkranken suizidwilligen Patienten, die eine Herausgabe von Betäubungsmitteln verlangten und beantragten, mit der Begründung abzuweisen, »dass es nicht Aufgabe des Staates sein könne, Selbsttötungshandlungen durch die behördliche, verwaltungsaktmäßige Erteilung von Erlaubnissen zum Erwerb des konkreten Suizidmittels aktiv zu unterstützen.« Bis heute stellten mehr als 200 Patienten einen solchen Antrag; alle wurden vom BfArM abgelehnt.

Szenarien der Suizidbeihilfe

Das Suizidhilfebegehren eines Menschen kann sehr verschiedene Gründe haben, die sich indes überschneiden können. Es kann etwa bei unerträglichen Symptomen einer unheilbaren Krankheit eintreten. Eine solche Motivlage eines Patienten ist nicht allein juristisch, vielmehr auch ethisch am ehesten legitimiert und plausibel; dies ergibt sich allein schon daraus, dass wohl kaum ein Außenstehender widersprechen würde, wenn ein zu Tode Erkrankter sich zu einem rechtlich wie ethisch akzeptierten Behandlungsabbruch beziehungsweise der Nichtaufnahme einer Behandlung mit Todesfolge entschließt.

Der vorauseilende (präventive) Suizidwille erscheint demgegenüber weniger verständlich und nachvollziehbar, indes erlangt er in einer Zeit, die von rapide wachsender Demenzhäufigkeit bei zunehmender Hochaltrigkeit unserer Gesellschaft von manchen Menschen erwogen wird, zunehmend an Bedeutung und Akzeptanz. Die Problematik solchen Suizidhilfebegehrens besteht zunächst darin, dass der betreffende Mensch seinen Entschluss zum Suizid in einem Stadium treffen muss, in dem seine freiverantwortliche Willensbildung noch nicht beschnitten ist; er sich zweitens noch nicht in einer aktuellen ihm als unerträglich erscheinenden Leidenssituation befindet; und ihn drittens die inzwischen vielfältigen Angebote für ein auch unter Demenzbedingungen lebenswertes Leben – sei es die Fürsorge der Angehörigen, seien es Demenz-Wohngemeinschaften u.a. – ausschließen lassen.

Der Suizidbeihilfewunsch eines Menschen, der auf seiner wertebasierten Entscheidung beruht, in einer ihm drohenden Demenz nicht sein Selbst zu verlieren und damit zum Schatten seiner selbst werden zu wollen, verdient nach Auffassung des Autors grundsätzlich Respekt und gegebenenfalls Unterstützung; dass von ihm indes trügerische Signale ausgehen können, die allein schon deswegen auf breite Ablehnung eines solchen Suizidhilfeansinnens stoßen, sollte nicht unterschätzt werden.

Als nicht weniger problematisch erweist sich ein Suizidhilfebegehren in hohem Alter bei wohl verstandener »Lebensmüdigkeit«, die sich als Ausdruck zahlreicher »Altersbeschwerden« (Sinnentleerung des Lebens, allgemeine Gebrechlichkeit, nachlassende Sehkraft, Hörminderung, Inkontinenz, Gedächtnis- und Bewegungsstörungen u.a.) darstellt. Letzteren kommt jedoch im engeren Sinne kein Krankheitswert zu.

Fraglos muss – gerade von einer Gesellschaft wie der unsrigen, die sich so gern als »solidarisch« etikettiert – gefordert werden, dass sie alles Erdenkliche dafür tut, dass hochaltrige und gebrechliche Menschen ihr Leben bejahen können und ihnen Teilhabe ermöglicht wird. Hiermit soll zugleich klargestellt sein, dass jeder Art von Suizidhilfewildwuchs entschieden entgegenzutreten ist; dem haben sich selbstverständlich auch die Vertreter einer liberalen Suizidhilfegesetzgebung zu beugen.

Und dennoch wird der Wunsch, ein sinnentleertes oder »leergelebtes Leben« (Fritz J. Raddatz) vorzeitig zu beenden, den die Schweizer Sterbehilfeorganisation EXIT unter bestimmten Bedingungen heute schon erfüllt, nicht aus der Welt zu schaffen sein. Wie wir als Gesellschaft künftig mit diesem Szenario umgehen werden, ist eine offene und extrem heikle, nichtsdestoweniger unausweichliche Frage. Deren Beantwortung spitzt sich noch einmal zu, wenn offensichtlich mental und körperlich gesunde Menschen – aus welchen Gründen auch immer – ein Suizidhilfebegehren vortragen.

Die künftige Regelung der Suizidbeihilfe – offene Fragen

Zwar hat das Bundesverfassungsgericht mit seinem Urteil vom 26.2.2020 eine Grundsatzentscheidung zugunsten der Suizidbeihilfe getroffen; gleichwohl bleiben diverse Fragen offen, der sich der deutsche Bundestag im Rahmen der Neuregelung der Suizidbeihilfe zu stellen hat:

- Bedarf es tatsächlich eines neuen Gesetzes, da vulnerable Suizidwillige durch bestehende Strafgesetze (§ 212 und 222 StGB) ausreichend geschützt sind? Falls der Gesetzgeber dennoch einen Neuregelungsbedarf für notwendig erachtet, wären zu diesem Zweck Rechtsverordnungen nicht ausreichend?
- Ein neues Gesetz sollte keinesfalls im Strafrecht verortet werden. Ein Grundrecht – und Suizid und Suizidbeihilfe sind Grundrechte! – dort zu verankern, würde bedeuten, es mit einer, wenn auch unausgesprochenen, Missbilligung und einem Drohpotential zu versehen, dieses Grundrecht auch wahrzunehmen. Das träfe den Suizidwilligen ebenso wie den Arzt, der bereit ist, Suizidhilfe zu leisten. Dies widerspricht dem Geist und der Intention des Urteils des Bundesverfassunsggerichts. Der angemessene Ort für ein neues Gesetz wäre daher das Zivilrecht und nicht das Strafrecht.
- Es ist zu unterscheiden zwischen organisierter Suizidbeihilfe (Sterbehilfeorganisationen), für deren Regulierung ein breites Spektrum an Möglichkeiten bis hin zum Verbot besonders gefahrenträchtiger Erscheinungsformen offensteht (so auch das Bundesverfassungsgericht in seinem Urteil), und
- solcher Suizidbeihilfe, die von Ärzten (Hausarzt, Klinikarzt, Palliativmediziner) innerhalb eines Arzt-Patienten-Vertrauensverhältnisses geleistet wird. Hier bedarf es nach Meinung des Autors keiner rechtlichen Regelungen, jedenfalls keiner Verbote oder Strafandrohungen.
- Beratungsangebote müssen allen Suizidwilligen zugänglich sein; eine Beratungspflicht ist indes nur dort angezeigt, wo kein Arzt-Patienten-Vertrauensverhältnis besteht.
- Passiver (prolongierter) Suizid (sogenanntes »Sterbefas-

ten«, freiwilliger Verzicht auf Nahrung und Flüssigkeit) unterliegt aus rechtlicher Sicht den gleichen Rahmenbedingungen wie ein »aktiver« Suizid.

- Das Betäubungsmittelrecht ist den Vorgaben des Verfassungsgerichtsurteils anzupassen; das heißt, der Zugang zu einem Betäubungsmittel zum Zwecke der Selbsttötung muss freiverantwortlichen Suizidwilligen auf dem Weg ärztlicher Verordnung ermöglicht werden.

Ergänzende Empfehlungen für und Fragen an schwerstkranke Menschen, die erwägen, ihr Lebensende durch einen Suizid selbst herbeizuführen

- Sind Sie wirklich und ernstlich mit sich selbst über Ihr Lebensende im Gespräch? Umfassen Ihre eigenen, höchstpersönlichen Überlegungen ernsthaft und wohlerwogen auch die Möglichkeit und den Wunsch, Ihr Leben (mit ärztlicher Hilfe) selbst zu beenden? Resultiert Ihr Sterbewunsch tatsächlich aus einer Leidenssituation, die allein durch Suizid und nicht auf anderem Weg (zum Beispiel mehr Kommunikation, nachhaltige Symptomlinderung und andere) aufgehoben werden kann?
- Kommunizieren Sie offen mit denjenigen Menschen, die Ihnen nahestehen, über Ihr Vorhaben? Es wird Sie vermutlich erleichtern, vertraute Menschen in Ihre Erwägungen miteinzubeziehen; es wird Sie gefasster und sicherer machen, wenn andere Ihre Entscheidung infrage stellen, gegebenenfalls aber auch mitzutragen bereit sind.
- Erwägen Sie die Option des Sterbefastens, eine »passive« Form des Suizids? Keineswegs ist dieser Weg, das Leben zu verlassen, mit Verhungern und Verdursten gleichzusetzen!

Ganz im Gegenteil: Die sukzessive Beendigung der Nahrungs- und Flüssigkeitsaufnahme geht zumeist in ein Dahindämmern über, das friedlich in den Sterbeprozess mündet (*zur Problematik des Sterbefastens siehe das folgende Kapitel*).

- In jedem Falle sollten Sie vor Ihrem Suizid ein Schriftstück verfassen, aus dem hervorgeht, dass Sie Ihre Entscheidung, Ihrem Leben durch Suizid ein Ende zu setzen, wohl überlegt, frei verantwortlich und ohne äußeren Druck getroffen haben. Zudem sollten Sie alle Personen, die möglicherweise während Ihres Suizids zugegen sind, aus ihrer Garantenstellung schriftlich entlassen, das heißt, allen Anwesenden untersagen, im Falle eingetretener Bewusstlosigkeit ärztliche oder anderweitige Hilfe herbeizurufen *(siehe Anhang)*.

Sterbefasten

Unter dem Begriff »Sterbefasten« versteht man den frei verantwortlich und vorsätzlich gefassten Entschluss eines Patienten, seinem Weiterleben durch Verzicht auf natürliche Nahrungs- und Flüssigkeitsaufnahme ein vorzeitiges Ende zu setzen. Das Recht, Nahrung und Flüssigkeit zu verweigern, steht im Rahmen der Selbstbestimmung jedem Patienten uneingeschränkt zu. Sterbefasten ist nicht zu verwechseln mit der Zurückweisung von Nahrung (zum Beispiel durch Verschließen des Mundes) von Menschen in der unmittelbaren Sterbephase. Abzugrenzen ist es auch von der Ablehnung des Beginns oder der Weiterführung einer künstlichen Ernährung, die rechtlich eine Behandlung darstellt, der der Kranke zustimmen oder bei fehlender Einwilligungsfähigkeit zuvor (in einer Patientenverfügung) zugestimmt haben muss. Aller Erfahrung nach verläuft das Sterbefasten eines Schwerstkranken, wenn es ärztlich und pflegerisch begleitet wird, angst- und schmerzfrei und mündet in einen friedlichen Tod.

Strittig unter den Befürwortern des Sterbefastens – unter ihnen zahlreiche Ärzte, Philosophen und Ethiker – ist allerdings, inwieweit es sich bei dieser vorsätzlichen und gezielten Weise der Lebensbeendigung um eine Form des Suizids (durch absichtliches Unterlassen) handelt, was Juristen durchweg bejahen. Ethisch betrachtet sind Ärzte zur palliativen Begleitung des Sterbefastens zweifellos berechtigt, möglicherweise gar verpflichtet. Juristisch hingegen macht sich ein Arzt unter Umständen strafbar, weil er nach dem neuen § 217 eine suizidale Handlung fördert.

Sterbefasten – ein friedliches Ende

Der freiwillige Verzicht auf Nahrung und Flüssigkeit, um das eigene Sterben gezielt und vorzeitig herbeizuführen, ist eine schon seit der Antike bekannte Methode der Selbsttötung. Diese Weise frei verantwortlicher und selbstbestimmter Lebensbeendigung trifft heute wieder zunehmend auf Interesse und Akzeptanz, nicht nur in der Öffentlichkeit, sondern auch unter Ärzten, die stärker eingreifenden Methoden aktiver Lebensbeendigung (Suizid, Suizidbeihilfe) eher ablehnend gegenüberstehen. Nicht allein manche Schwerstkranke wünschen, diesen Weg bewusst zu wählen, auch manch hochbetagter Mensch, der nach einem erfüllten Leben im wohlverstandenen Sinne »lebensmüde« ist, wünscht, auf diesem Weg das Leben zu verlassen. Wer den Weg des Sterbefastens wählt, greift gewissermaßen in den natürlichen Sterbeprozess ein, indem er im Rahmen einer chronisch-progredienten Erkrankung oder im Zustand hochaltriger physischer wie mentaler Auszehrung dem allmählichen unausweichlichen Erlöschen der Lebensfunktionen auf sanfte Weise, die nichtsdestoweniger eine Selbsttötung genannt werden muss, zuvorkommt.

Entgegen kommt einem Sterbefastenden – zumal wenn er durch Alter oder Krankheit bereits hochgradig geschwächt ist –, dass das Bedürfnis nach Nahrungs- und Flüssigkeitsaufnahme natürlicherweise nachlässt: Ihre Minderung führt im Körper zu Stoffwechselveränderungen, die ihrerseits unter anderem das körpereigene Opioidsystem aktivieren und so zur Angst- und Schmerzlinderung beitragen – durchaus erwünschte

Wirkungen am Lebensende, ebenso wie eine sich gleichfalls einstellende Dämpfung des Bewusstseins.

Je nach körperlicher Ausgangsverfassung erstreckt sich der Sterbeprozess beim Sterbefasten über ein bis drei Wochen; einen schwerkranken Menschen lässt er in aller Regel ruhig, angstfrei und schmerzlos in seinen Tod hineindämmern. Mehrere Studien stützen diese Einschätzung: Beispielsweise geht aus einer Untersuchung an 100 Fällen von Sterbefasten im amerikanischen Bundesstaat Oregon hervor, dass die befragten Hospizschwestern den Tod des Betroffenen auf einer Skala von 0 (»sehr schlechter Tod«) bis 9 (»sehr guter Tod«) zu 85 Prozent der Stufe 8 zuordneten.

Sterbefasten – Akzeptanz in der Ärzteschaft

Uneins ist die Ärzteschaft in der Frage, ob das Sterbefasten als Suizid anzusehen ist. Die weitgehende Akzeptanz des Sterbefastens aufseiten der Palliativmediziner – 2014 hat sich die Deutsche Gesellschaft für Palliativmedizin erstmals positiv zum Sterbefasten geäußert – steht in auffälligem Gegensatz zu ihrer Ablehnung des ärztlich assistierten Suizids. Wo sollte eine normative Differenz zwischen beiden Wegen liegen? Ist es die Umkehrbarkeit des Entschlusses beim Sterbefasten, die im Gegensatz zur Einnahme eines Mittels, das den Tod unumkehrbar herbeiführt, den Ausschlag gibt? Ist es die Entschiedenheit des Sterbewilligen, der im Sterbefasten seinen Entschluss einige Tage »durchhalten« muss und damit seine Ernsthaftigkeit unzweideutiger beweist? Oder ist es die Tatsache, dass der kausale Anteil ärztlicher Unterstützung bei ärztlicher Suizidassistenz für den Arzt schwerer wiegt, weil ohne seine Bereitstellung des Suizidmittels der Suizid gar nicht möglich wäre, im Falle des Sterbefastens der Sterbewillige jedoch auch ohne das ärztliche Zutun einer eventuell notwendig werdenden palliativen Begleitung sterben würde?

Dass das Sterbefasten zumindest eine passive Form des Suizids darstellt, ist kaum zu bestreiten: Sich zu suizidieren bedeutet ja nicht unbedingt, aktiv »Hand an sich selbst zu legen«. Es kann auch Formen geben, wie eben das Sterbefasten, mit dem sich der Suizident passiv – durch Unterlassen – einer Lebensbedrohung aussetzt.

Abschließend sei noch einmal hervorgehoben: Das Sterbefasten ist nicht gleichzusetzen mit der Zurückweisung der Nahrungsaufnahme – etwa durch Verschließen des Mundes – in der bereits eingetretenen Sterbephase. Abzugrenzen ist es auch von der Ablehnung des Beginns oder der Weiterführung einer künstlichen Ernährung (PEG-Sondenernährung), die rechtlich immer eine Behandlung darstellt, der der zu Behandelnde zustimmen muss.

Vorgehen und Regeln für eine verantwortliche vorzeitige Herbeiführung des Todes durch Sterbefasten

- Vorsätzliches Sterbefasten stellt eine Weise beschleunigten Sterbens dar, das meist in der Familie, seltener im Hospiz und praktisch nie in einer Klinik stattfindet. Unter welchen Bedingungen es auch umgesetzt wird, es ist ratsam, dass der Sterbewillige sein Ansinnen mit Angehörigen und Nahestehenden ausführlich bespricht, weil sie ihn auf seinem Weg begleiten und damit auch eine unter Umständen arge psychische Belastung auf sich nehmen. Wünschenswert also ist es, dass Angehörige und Freunde den Entschluss des Sterbewilligen annehmen und unterstützen können.

- Ebenso bedeutsam ist die Miteinbeziehung eines vertrauten Arztes, der das Sterbefasten nicht nur akzeptiert, sondern darüber hinaus dazu bereit ist, im Verlauf des Sterbefastens auftretende und belastende Symptome, falls gewünscht oder erforderlich, palliativ zu begleiten. In jedem Fall sollte der verantwortliche Arzt mit dem Patienten vor Beginn des Sterbefastens andere palliativmedizinische Optionen, die eine bewusste Einstellung der Nahrungs- und Flüssigkeitsaufnahme nicht umfassen, besprechen.
- Das »schonendste« Vorgehen beim Sterbefasten besteht in der Einstellung der Nahrungsaufnahme bei zunächst fortgesetzter Flüssigkeitszufuhr für vier bis sieben Tage. Kohlehydrathaltige Getränke sind grundsätzlich zu meiden, da sie Appetit und Hungergefühl auslösen oder verstärken können. Das Hungergefühl schwindet nach wenigen Tagen bis einer Woche. Wird dann auch die Flüssigkeitsgabe zunehmend eingeschränkt, tritt nach Ablauf einer weiteren Woche ein allmähliches Nierenversagen (Urämie) und in dessen Folge eine Trübung und schließlich der Verlust des Bewusstseins ein, das den Patienten in den Tod hinübergleiten lässt. Immer sollte jedoch ein Glas Wasser oder Tee in Reichweite des Sterbewilligen stehen, um ihm jederzeit die Möglichkeit zu geben, seinen Entschluss rückgängig zu machen. (Die angegebenen Zeiten unterliegen je nach Ausgangsverfassung des Patienten gewissen Schwankungen!)
- Die zweifellos wichtigste begleitende Maßnahme ist intensive und häufige Mundpflege, die das Durstgefühl lindert: Wasserzerstäuber, Lutschen von mit Gaze umwickelten Eisstückchen und künstlicher Speichel haben sich hier als wirkungsvoll erwiesen. Andere Symptome, die während des Sterbefastens auftreten können, wie zum Beispiel Übelkeit, Schmerzen, Unruhezustände oder gar Panik, sind

vom begleitenden Arzt gemäß den Grundsätzen der Palliativmedizin zu behandeln.

- Ist der Sterbewillige schließlich so tief eingetrübt, dass er entscheidungsunfähig ist, müssen der/die Bevollmächtigte, die Angehörigen und besonders der begleitende Arzt die Verantwortung übernehmen, am sinnvollsten auf der Grundlage einer zuvor erstellten Patientenverfügung und Vollmachterteilung an eine Vertrauensperson. Notwendig ist zudem, wie schon im Kapitel Suizid und Beihilfe zum Suizid erwähnt, eine Erklärung zur Entbindung von der Garantenpflicht, um das Vorhaben des Sterbewilligen gemäß seinem Willen umzusetzen und zu Ende zu führen, da eine verbindliche standesrechtliche und juristische Einordnung des vorsätzlichen Sterbefastens bisher offengeblieben ist *(siehe Anhang)*.

Sterbefasten – die derzeitige Rechtslage

Der neue § 217, Geschäftsmäßige Förderung der Selbsttötung umfasst auch die vorsätzliche und gezielte, als Suizid aufzufassende vorzeitige Lebensbeendigung durch Sterbefasten. Danach macht sich ein Arzt, der einen das Sterbefasten erwägenden Patienten berät, ermutigt oder sein Vorhaben in anderer Weise fördert, strafbar. Gleiches gilt für Pflegeeinrichtungen oder Hospize, wenn sie beispielsweise einem Sterbefastenden einen Raum für sein Vorhaben zur Verfügung stellen.

Wiederbelebung

Die Wiederbelebung (auch Reanimation) bei einem Herz- beziehungsweise Kreislaufstillstand stellt den äußersten Versuch dar, das Leben eines Menschen auf seiner Grenze zum Tod hin zu erhalten. Sie bedient sich mechanischer (Herzdruckmassage, Beatmung), elektrotechnischer (Elektroschockgeber) sowie pharmakologischer Mittel (zum Beispiel Epinephrin).

Unterschieden werden Basismaßnahmen und erweiterte Wiederbelebungsmaßnahmen. Erstere (Herzdruckmassage, eventuell auch die Defibrillation des Herzens) können durch kundige Laien durchgeführt werden, die erweiterten Maßnahmen (zum Beispiel Beatmung nach Einlegen eines Schlauchs in die Luftröhre, Medikamentengabe) sind Aufgabe des Arztes oder ausgebildeter Rettungssanitäter.

Das alles entscheidende Kriterium für den Erfolg einer Wiederbelebung ist neben ihrer effektiven Durchführung die zwischen Kreislaufstillstand und Beginn der Wiederbelebungsmaßnahmen verstrichene Zeit. Zwar nehmen viele Faktoren auf den Erfolg einer Wiederbelebung Einfluss, doch stellt er sich nur selten ein, wenn die Wiederbelebungsmaßnahmen später als nach acht bis zehn Minuten einsetzen. Wenn der Patient die Wiederbelebung dann überhaupt überlebt, ist zumeist mit bleibenden, oftmals schweren neurologischen Folgeschäden zu rechnen, da die Wiederbelebungszeit des Gehirns deutlich kürzer ist als die des Herzens. Die erfolgreiche Wiederbelebung der Herz-Kreislauf-Funktion (»primäre Wiederbelebung«) sagt also zunächst nichts darüber aus, inwieweit sich auch das Gehirn »erholt«.

Wiederbelebung – Erfolg und Misserfolg

Jenseits aller Möglichkeiten der Medizin, Krankheiten zu behandeln und das Leben eines kranken oder verletzten Menschen zu erhalten, stellt seine – in der Regel notfallmäßige – Wiederbelebung den am stärksten eingreifenden und äußersten Versuch dar, sein Leben auf der Grenze zwischen Leben und Tod zu erhalten. Aller bis heute vorliegenden medizinischen Erfahrung nach bedarf eine Wiederbelebung besonders günstiger Umstände, um den Patienten mit mehr oder weniger ausgeprägten neurologischen Schäden überleben zu lassen. Doch günstige Umstände sind eher selten. Lässt man sie unberücksichtigt, liegt die Ein-Jahres-Überlebensrate außerklinisch wiederbelebter Patienten in Deutschland bei etwa vier Prozent.

In der Folge der in den 1960er Jahren einsetzenden bahnbrechenden Fortschritte der Medizintechnologie kam es auch zur Entwicklung von Verfahren zur Wiederbelebung. Ursprünglich dienten sie der Behandlung von Patienten mit akuten Herzkrankheiten, die ansonsten gesund waren, in der Klinik aber eine tödliche Herzrhythmusstörung erlitten, zumeist im Rahmen einer Angina Pectoris, eines Herzinfarkts oder einer Vergiftung. »A heart to good to die« (Ein Herz, zu gut noch, um zu sterben), so die damalige Haltung vieler amerikanischer Ärzte.

Während der folgenden Jahrzehnte führt diese, zunächst also für höchst sinnvolle Akuterkrankungen eingeführte Behandlung zu einer unkritischen Ausweitung, die allzu oft weder das Alter und/oder Begleiterkrankungen des Patienten miteinbezieht noch berücksichtigt, welche Zeit seit Beginn des

Herzstillstandes verstrichen ist. Dies wiederum führt zum Überleben von zahllosen wiederbelebten Patienten mit schwersten neurologischen Schäden: »A brain to bad to live« (Ein Gehirn, zu sehr geschädigt, um zu leben), wie es ein amerikanischer Neurologe einmal formulierte.

Kreislaufstillstand: Voraussetzung einer Wiederbelebung

Formal liegt eine Wiederbelebungssituation dann vor, wenn das Herz seine Funktion eingestellt hat und damit auch ein Kreislaufstillstand eingetreten ist (oder unmittelbar droht). Die Folge ist, dass der Pulsschlag (an der Halsschlagader, der Schenkelarterie in der Leiste oder am Handgelenk) nicht mehr tastbar ist. Dem Herzstillstand folgt unmittelbar der Atemstillstand, sodass man auch von Herz-Lungen-Wiederbelebung spricht.

Ist ein Kreislaufstillstand eingetreten, wirft das Herz kein Blut mehr aus; der Blutdruck sinkt sofort gegen null und die Organe, insbesondere das Gehirn, werden nicht mehr durchblutet und mit Sauerstoff versorgt. Da das Gehirn das sauerstoffempfindlichste menschliche Organ ist, verfügt es nur über eine geringe Toleranz, was eine Unterbrechung der Blutzufuhr anbelangt: Innerhalb von 15 Sekunden kommt es daher zum Bewusstseinsverlust, nach einer Minute weiten sich die Pupillen und erstarren, die Atmung wird schnappend und kommt zum Stillstand. Nach vier bis sechs Minuten ohne Sauerstoffversorgung sind die Energiereserven der Gehirnzellen erschöpft und ihre rasch zunehmende Schädigung mündet schließlich in das Erlöschen der Hirnfunktion und letztlich in den Hirntod.

Das Herzgewebe hingegen toleriert eine Unterbrechung der Sauerstoffzufuhr erheblich länger als das empfindliche Gehirn: Je nach Alter, Begleiterkrankungen und Umgebungsbedingungen – bei niedrigen Außentemperaturen sind die Wiederbelebungszeiten länger – kann ein stillstehendes Herz auch nach 20 bis 30 Minuten wieder zu schlagen beginnen.

Eine Wiederbelebung kann also insofern erfolgreich sein, als sie zwar zu einer Wiederherstellung der Herzfunktion und damit auch zu einem normalen Blutdruck und einem tastbaren Puls führt, nicht jedoch zur Wiederbelebung des Gehirns, dessen Blut- und Sauerstoffversorgung zu lange unterbrochen wurde, wenn die Wiederbelebung erst spät, etwa nach 10 bis 20 Minuten, einsetzte. Man spricht dann von einer »primär erfolgreichen Wiederbelebung«. In einem solchen Fall kann es zum Überleben des Betroffenen mit mehr oder weniger schweren neurologischen Dauerschäden kommen.

Ablauf einer Wiederbelebung

Bei einer Wiederbelebung bedienen sich Ärzte, Pflegekräfte, Rettungssanitäter oder auch kundige Laien mechanischer, elektrotechnischer und pharmakologischer Mittel. Hierzu zählen die Herzdruckmassage, der elektrische Schockgeber (Defibrillator) und bestimmte Arzneimittel (zum Beispiel Adrenalin und andere) sowie künstliche Beatmungstechniken in Gestalt einer Mund-zu-Mund-Beatmung, einer Beatmungsmaske (zum Beispiel Ambubeutel) oder eines in die Luftröhre eingelegten Schlauchs (Intubation), um den Lungen Luft zuzuführen.

Unterschieden werden Basismaßnahmen und erweiterte Wiederbelebungsmaßnahmen:

Basismaßnahmen können auch von Laien erlernt und angewendet werden. Zu ihnen gehören neben der Feststellung des Herz-Kreislauf-Stillstandes und der Alarmierung eines professionellen Rettungsdienstes (Tel. 112) die Herzdruckmassage und die Beatmung. Forschungsergebnisse haben gezeigt, dass der Herzdruckmassage besondere Bedeutung zukommt, weil das Blut auch nach einem Kreislaufstillstand für circa acht Minuten genügend Sauerstoff enthält, um diesen allein durch Herzdruckmassage den Organen, insbesondere dem Gehirn, zuzuführen. Als Regel sollte daher gelten: hundertmal Herzdruckmassage im Wechsel mit dreimaliger Atemspende über Mund-zu-Mund-Beatmung (bei geschlossener Nase) oder Mund-zu-Nase-Beatmung (bei geschlossenem Mund).

Die Herzdruckmassage erfolgt in der Weise, dass der Ersthelfer nach Freimachen des Brustkorbs mit gestreckten Armen und übereinandergelegten Händen das untere Drittel des Brustbeins (einmal pro Sekunde) in Richtung auf die Wirbelsäule drückt, um so den Blutauswurf des stillstehenden Herzens anzuregen beziehungsweise mechanisch zu erhalten.

Die erweiterten Wiederbelebungsmaßnahmen sind Aufgabe des Arztes und des Rettungsdienstes. Sie bestehen in erster Linie in dem Versuch, durch auf den Brustkorb aufgelegte Elektroden eines Defibrillators das Herz durch Anwendung von Stromstößen wieder zu »rhythmisieren«. Diese Maßnahme ist angezeigt beim sogenannten »Kammerflimmern« des Herzens, der häufigsten Ursache für einen Herz-Kreislauf-Stillstand, zumeist im Rahmen eines Herzinfarkts. Beim Kammerflimmern kommt es zur ungeordneten Kontraktion der einzelnen Herzmuskelfasern, die eine geordnete (synchrone) Kontraktion im Sinne eines Herzschlags unmöglich machen. Der Stromstoß hat den Zweck, die ungeordneten Kontraktionen der Herzmuskelfasern wieder in eine geordnete Kontraktion des ganzen Herzmuskels zu überführen, um den natürlichen Blutauswurf des Herzens wieder in Gang zu setzen.

Zu den erweiterten Wiederbelebungsmaßnahmen gehört auch die Beatmung mit Hilfsmitteln, beispielsweise einer Beatmungsmaske, auf die ein von Hand zu komprimierender Ballon (Ambubeutel) aufgesetzt wird, oder das Einführen eines Beatmungsschlauchs in die Luftröhre zur kontrollierten Sauerstoffzufuhr (Intubation). Eine Intubation gestattet es auch, etwaigen über die Speiseröhre in die Luftröhre eingedrungenen Mageninhalt abzusaugen.

Auch die Gabe von Medikamenten, die die Herzkraft stützen (Adrenalin) und Rhythmusstörungen beheben (zum Beispiel Amiodarone), ist ärztliche Aufgabe.

Ursachen eines akuten Herz-Kreislauf-Stillstandes (plötzlicher Herztod)

Einem akuten Herz-Kreislauf-Stillstand liegt nahezu immer ein plötzlicher Herztod (»Sekundenherztod«) zugrunde. An ihm versterben in der Bundesrepublik jährlich etwa 150 000 Menschen. Das Vorliegen einer Herzerkrankung erhöht das Risiko, Opfer eines plötzlichen Herztodes zu werden, um das Vier- bis Zehnfache. Leistungssportler haben ein bis um das Zweieinhalbfache erhöhtes Risiko eines Herzversagens, was allerdings nicht dem Sport zuzuschreiben ist, sondern einer bis dahin unerkannten Herzerkrankung, die unter extremer Belastung eine tödliche Herzrhythmusstörung provozieren kann.

Die Ursachen für einen plötzlichen Herztod sind zahlreich: In 80 Prozent der Fälle beruht er auf einer koronaren Herzerkrankung (Angina Pectoris, Herzinfarkt), die Herzkammerflimmern auslöst. Tragisch ist, dass der plötzliche Herztod in

50 Prozent der Fälle die Erstmanifestation einer bis dahin nicht erkannten koronaren Herzerkrankung ist. Als Ursachen des plötzlichen Herztodes folgen, ihrer Häufigkeit nach, Erkrankungen des Herzmuskels, angeborene Störungen im Reizleitungssystem des Herzens sowie Herzklappenfehler. Auch Sauerstoffmangel (zum Beispiel Erstickung bei einem Fremdkörper in der Luftröhre, Asthmaanfall) stellt eine Ursache des plötzlichen Herztodes dar. Eher seltene Auslöser sind etwa Stromunfälle, Verschiebungen im Salzgehalt des Blutes sowie Vergiftungen mit Medikamenten oder Drogen.

Alle hier genannten Ursachen des plötzlichen Herztodes führen entweder zum Flimmern des Herzmuskels (»Kammerflimmern«) oder zum kompletten Herzstillstand (»Asystolie«). Die Häufigkeit von Kammerflimmern überwiegt bei Weitem, und nur dieses kann mittels eines Defibrillators wirkungsvoll behandelt werden. Bei einer Asystolie hingegen sind allein Herzdruckmassage und Medikamente wirksam.

Aussichten nach einer Wiederbelebung

Von alles entscheidender Bedeutung für den Erfolg von Wiederbelebungsmaßnahmen ist neben ihrer effektiven Durchführung die bis zu ihrem Beginn verstreichende Zeit. Nur wenn innerhalb einer kurzen Frist nach Eintritt eines Kreislaufstillstands die Blutzirkulation wiederhergestellt werden kann, darf damit gerechnet werden, dass der Patient seine vormalige körperliche und geistige Verfassung wiedererlangt.

Die Erfolgsraten für außerhalb des Krankenhauses stattfindende Wiederbelebungsversuche sind niedrig, da die lebensrettenden Maßnahmen, insbesondere die Defibrillation des Herzens, meistens zu spät einsetzen. In ländlichen Regionen liegen die Erfolgsaussichten unter fünf Prozent, in manchen städtischen Regionen werden bis zu 30 Prozent erreicht. Etwa 80 Prozent dieser Patienten bleiben bewusstlos: Entweder versterben sie im weiteren Verlauf oder sie überleben mit schweren neurologischen Schäden bei lebenslanger Pflegebedürftigkeit. Mit anderen Worten: Die Erfolgsaussichten einer Wiederbelebung sind nur dann gut, wenn die Basismaßnahmen innerhalb von vier Minuten und die erweiterten Wiederbelebungsmaßnahmen innerhalb von acht Minuten einsetzen. Jenseits dieses Zeitfensters beginnende Wiederbelebungsmaßnahmen scheitern nahezu immer.

An diesen Ergebnissen hat auch die Platzierung von Defibrillatoren im öffentlichen Raum (Bahnhöfe, Flughäfen) kaum etwas geändert. Da die Handhabung des Geräts wertvolle Zeit kostet und zudem eine zumindest kurze Schulung erfordert, raten manche Kardiologen von der Laiendefibrillation ab und empfehlen bei plötzlicher Bewusstlosigkeit nach der Feststellung des Kreislaufstillstands allein die Alarmierung des Rettungsdienstes und den unverzüglichen Beginn der Herzdruckmassage.

Aufgrund mancher mit einer Wiederbelebung verknüpften Faktoren ist eine Aussage über die mittel- und langfristige Prognose in der Frühphase nach einer Wiederbelebung mit erheblichen Unsicherheiten belastet. In der Praxis hat sich beispielsweise gezeigt, dass allein die Zeitspanne zwischen Eintritt des Kreislaufstillstand und Beginn der Wiederbelebung oftmals nicht exakt zu bestimmen ist; auch die Effektivität einer Herzdruckmassage ist nur schwer beurteilbar.

Eine im *Deutschen Ärzteblatt* publizierte wissenschaftliche Arbeit untersuchte auf der Grundlage von 21 internationalen Studien Kriterien für eine möglichst frühzeitige und weitestgehend sichere Prognosestellung für Patienten nach primär erfolgreicher Herz-Lungen-Wiederbelebung. Sie kam zu folgendem Schluss: Sind drei Tage nach dem auslösenden Ereignis weder Pupillenreflexe noch Kornealreflexe auslösbar, bestehen generalisierte Myoklonien (unwillkürliche Muskelzuckungen) und sind bestimmte apparative Befunde (Burst-suppression-EEG, isoelektrisches EEG) zu erheben, ist die Prognose absehbar infaust, das heißt, der Tod des Patienten, ein Wachkoma oder günstigstenfalls ein schweres neurologisches Defektsyndrom sind mit an Sicherheit grenzender Wahrscheinlichkeit zu erwarten.[12]

In den wenigen gut dokumentierten Fällen, in denen es jenseits dieser Fristen noch zu einer gewissen Erholung der Hirnfunktionen gekommen ist, endete diese in einem Zustand schwerster Behinderung und entwickelte sich keineswegs so weit, dass von Erholung oder gar Gesundung hätte die Rede sein können.

Verzicht auf Wiederbelebung

Jeder volljährige und einwilligungsfähige Bürger hat das Recht, jegliche ärztliche Maßnahme zu jedem Zeitpunkt zu untersagen, auch wenn sie lebensrettend und nach ärztlichem Urteil angezeigt ist.

»Ich verbiete jegliche Wiederbelebung (Reanimation).« Zwar ist ein solcher Satz, niedergelegt in einer Patientenverfügung, rechtlich ausreichend und verbindlich; ob er allerdings ohne weitere Erklärung im Falle eines akuten Kreislaufstillstands auch Beachtung fände, darf bezweifelt werden. Es empfiehlt sich daher, eine kurze Erklärung hinzuzufügen, die Aufschluss gibt über die Motive, die diesem Verbot zugrunde liegen. Sie könnte etwa so lauten: »Ich lehne eine Wiederbelebung aus religiöser Überzeugung ab.« Oder: »Ich leide an einer schweren Erkrankung, von der durch einen plötzlichen Tod erlöst zu werden mein größter Wunsch ist.« Oder: »Da ich als alter Mensch mein Leben gelebt habe, ist mir der plötzliche Tod als natürliches Ende meines erfüllten Lebens willkommen. Eine Wiederbelebung, auch im Zustand gesunden Weiterlebens, lehne ich als unnatürlich ab.«

Einer derartigen wohlüberlegten Erklärung im Rahmen einer Patientenverfügung ist im Fall eines Patienten mit akutem Kreislaufstillstand unter den Bedingungen eines Klinikaufenthaltes fraglos zu folgen. Findet der akute Fall hingegen »auf der Straße« statt, sind die rechtlichen Voraussetzungen für eine Wiederbelebung andere: Eine möglicherweise existierende und eine Wiederbelebung verbietende Patientenverfügung ist nahezu nie greifbar; schon gar nicht kann der herbeigerufene Notarzt ihr Eintreffen abwarten, sondern er hat – im Zweifel für das Leben! – unverzüglich Wiederbelebungsmaßnahmen einzuleiten. Gelingt es ihm dann, den Patienten »primär erfolgreich« wiederzubeleben, das heißt, einen funktionierenden Kreislauf mit ausreichendem Blutdruck wiederherzustellen, wird er in bewusstlosem Zustand in die nächstgelegene Intensivstation verbracht und dort zunächst weiterbehandelt. Wenn dann aber, beispielsweise durch einen Angehörigen, den behandelnden Ärzten eine Patientenverfügung vorgelegt wird, die eine Wiederbelebung untersagt, ist ein sekundärer Therapieverzicht unumgänglich, es sei denn, es gibt überzeugende Hinweise darauf, dass der Patient seinen Willen zwischenzeitlich geändert hat. Ist dies nicht der Fall, ist jedwede lebenserhaltende Behandlung einzustellen, sodass der Patient, gemäß seinem Willen, in tief bewusstlosem Zustand sterben kann.

Wiederbelebung im Alter und bei schwerer chronischer Krankheit

Obwohl mit fortschreitendem Alter Krankheiten und Gebrechen zunehmen, ist das biographische Alter, für sich genommen, kein Grund, bei einem Kreislaufstillstand grundsätzlich auf eine Wiederbelebung wie auch auf andere große Eingriffe oder belastende Therapien zu verzichten. Es kommt auf die gesundheitliche Verfassung an: Ein gesunder fünfundsiebzigjähriger Mensch hat sicher eine höhere Chance, nach einer rechtzeitig einsetzenden Wiederbelebung seine vormalige Lebensqualität zurückzugewinnen, als ein chronisch kranker Vierzigjähriger mit mehreren schweren Vorerkrankungen.

Äußerste Zurückhaltung hinsichtlich des Entschlusses zur Wiederbelebung ist allerdings bei Hochbetagten und geriatrischen Patienten geboten, die unter einer vorbestehenden gravierenden Herz-Kreislauf-Erkrankung wie zum Beispiel einem Schlaganfall, einer chronischen obstruktiven Lungenerkrankung (COPD), einem metastasierenden Tumor oder einer anderen vergleichbar schweren Erkrankung leiden.

Die Gründe hierfür liegen auf der Hand: Im hohen Alter und in schwerer (aussichtsloser) Erkrankung rückt das Lebensende näher, und nicht wenigen Menschen erscheint das Sterben als Befreiung und Erlösung, da das Weiterleben mehr und mehr als Last, wenn nicht gar als Qual empfunden wird. Verständlicherweise ist ihnen ein plötzlicher Tod oftmals willkommen.

Zum anderen haben wissenschaftliche Studien gezeigt, dass, statistisch gesehen, die Aussichten auf eine erfolgreiche Wiederbelebung bei über siebzigjährigen Patienten besonders ungünstig sind. Stellvertretend für mehrere Untersuchungen, die die Wiederbelebungsresultate von älteren Menschen zum Gegenstand hatten, seien hier die Ergebnisse einer amerikanischen Studie wiedergegeben: Von 503 Patienten, die älter als 70 Jahre waren und außerhalb oder innerhalb eines Krankenhauses wiederbelebt wurden, konnten nur 19 (3,8 Prozent) das Krankenhaus wieder verlassen, die Mehrheit von ihnen jedoch als Pflegebedürftige mit schweren neurologischen Folgeschäden. Von den Patienten, bei denen die Wiederbelebung länger als 15 Minuten dauerte (244), überlebten nur zwei (0,8 Prozent). Die Autoren konnten darlegen, dass eine Wiederbelebung bei älteren Patienten, die mehr als fünf Minuten beansprucht, nur äußerst selten erfolgreich verläuft.[13]

Eine kaum lösbare Frage ergibt sich indes, wenn ein Patient mündlich oder schriftlich (Patientenverfügung) erklärt hat, dass er unter allen Umständen, also auch im Alter und bei schwerer Erkrankung, im Falle eines plötzlichen Kreislaufstillstandes wiederbelebt werden will. Eine vergleichbare Situation ergibt sich beispielsweise bei der Forderung eines Patienten nach einer Chemotherapie im Endstadium einer Tumorerkrankung, die nach ärztlichem Urteil nicht mehr angezeigt ist. Die letzte Entscheidung in einem solchen Fall liegt beim Arzt, der aufgrund der Gesamtumstände darüber befindet, ob ein Wiederbelebungsversuch angezeigt ist oder nicht.

Fordern Angehörige oder andere Nahestehende einen Wiederbelebungsversuch bei einem Patienten, dessen Zustand mit einem Über- oder Weiterleben von vornherein nicht vereinbar ist, zum Beispiel bei einer schwersten offenen Verletzung des Gehirns oder des Brustkorbs, darf ihr unter keinen Umständen nachgegeben werden, weil das Therapieziel, die physiologische Wiederbelebung nämlich, zu erreichen ausgeschlossen ist. In einem solchen Fall wäre eine Wiederbelebung kontraindiziert.

Eine gänzlich andere Situation aber ergibt sich, wenn der Begriff der Indikation in normativem Sinn zu verstehen ist.

Dies ist der bei Weitem häufigste Fall. Beispielsweise kann ein neunzigjähriger pflegebedürftiger Patient, der in Anwesenheit eines Arztes einen Kreislaufstillstand erleidet, physiologisch durchaus wiederbelebt werden; die entscheidende Frage jedoch lautet: Ist das anvisierte Ziel der Wiederbelebung ein erstrebenswertes? Ist das Verhältnis von Nutzen und Schaden vertretbar? Ist hier die mögliche Lebenserhaltung nicht abzuwägen gegen eine hochwahrscheinliche und schwerste Leidensverlängerung? In solchen Fällen wird die Frage der Indikation zur Wiederbelebung nahezu immer zu verneinen sein.

Solche Konfliktsituationen können weitgehend vermieden werden, wenn Arzt und Patient (und Angehörige) rechtzeitig und in einem ausführlichen und einfühlsamen Gespräch ein Einvernehmen darüber zu erreichen versuchen, ob eine Reanimation dem Willen des Patienten entspricht und zugleich seinem Wohl dienlich ist, gerade dann, wenn der Patient schon schwer erkrankt ist *(siehe auch den Abschnitt Gesundheitsvorausplanung im Kapitel Patientenverfügung)*. Wahrhaftigkeit aufseiten des Arztes ist dabei unabdingbar: Ist das vom Patienten gewünschte Therapieziel überhaupt erreichbar? Beruht es auf einer realistischen Einschätzung seiner eigenen Situation (was häufig nicht zutrifft)? Wiegt eine mögliche Lebensverlängerung um nur wenige Wochen eine vertiefte und verlängerte Leidenssituation auf? Gerade bei der Entscheidung zur Wiederbelebung obliegt dem Arzt die Verantwortung einer gewissenhaften Indikationsstellung: Seine ärztliche Fürsorgepflicht gebietet es, Patienten vor einer risikoreichen Entscheidung zu bewahren, wenn diese auf einer irrigen Beurteilung der Erfolgsaussichten einer Behandlung beruht. In jedem Fall liegt die letzte Entscheidung darüber, ob eine Wiederbelebung indiziert oder kontraindiziert ist, wie bei jeder anderen Behandlung auch, in ärztlicher Hand.

Natürliche und künstliche Ernährung

Dass der Mensch Speisen zu sich nimmt, gehorcht nicht allein biologischen Notwendigkeiten; nicht minder bedeutsam, wenn auch weniger offensichtlich, ist die symbolische Funktion der Nahrungsaufnahme als eines Mediums, das Gemeinschaft und Bindung zwischen Individuen herstellt. Hier liegt der tiefere Grund dafür, dass krankheitsbedingte oder willentliche »Nahrungsverweigerung« eines Menschen im Sterbeprozess von seiner Umgebung nicht oder nur schwerlich akzeptiert wird: Schließlich soll niemand, auch nicht der Sterbende, »verhungern oder verdursten«. Und doch liegt dieser wohlmeinenden Haltung ein Trugschluss zugrunde: Zum Ersten bemisst sich das Durstgefühl allein nach der Feuchtigkeit der Mundschleimhaut; zum Zweiten bewirkt die im Sterbeprozess allmählich versiegende Nahrungs- und Flüssigkeitsaufnahme eine Dämpfung des Bewusstseins, Schmerzlinderung und Angstlösung – Effekte also, die im Sterbeprozess erwünscht sind; zum Dritten signalisiert der Sterbende mit schwindender Flüssigkeits- und Nahrungsaufnahme sein »Loslassen« vom Leben und seinen Abschied aus der Gemeinschaft.

Die künstliche Nahrungszufuhr, die bei einem Sterbenden nicht selten den Charakter einer Zwangsernährung hat, zögert seinen Sterbeprozess nicht nur hinaus; sie erschwert ihn obendrein, weil künstliche Ernährung oftmals zur Flüssigkeitsüberladung des Körpers, insbesondere der Lunge, führt, was mit vermehrtem Husten und Atemnot einhergeht. Einen Sterbenden künstlich, etwa über eine Sonde, zu ernähren sollte regelhaft unterbleiben; eventuell aufkommendes Durstgefühl lässt sich allein durch Mundbefeuchtung (Mundpflege und andere) und kleinste oral gegebene Flüssigkeitsmengen stillen.

Während das Angebot von Nahrung und Flüssigkeit auf natürlichem Wege für jeden Kranken und Sterbenden eine Maßnahme der Basisversorgung ist, der immer nachzukommen ist, handelt es sich bei der künstlichen Ernährung immer um eine Behandlung, die von einem Arzt *angeordnet* werden muss und seitens des Patienten zustimmungspflichtig ist; das heißt ohne sein Einverständnis (oder das seines Bevollmächtigten/Betreuers) nicht begonnen werden darf.

Die PEG-Sonde – eine folgenreiche medizinische Erfindung

Die künstliche Ernährung ist ursprünglich eine intensivmedizinische Maßnahme, die die Versorgung des Körpers mit notwendigen Nährstoffen und Flüssigkeit aufrechterhält, wenn die natürliche Nahrungsaufnahme infolge einer schweren Erkrankung nicht möglich oder nicht ausreichend ist. Grundsätzlich kann künstliche Ernährung über verschiedene Wege erfolgen: zum einen über direkt in die Blutbahn als Infusion verabreichte Nährlösung, zum anderen kann eine Ernährungssonde als dünner Silikonschlauch durch den Mund, die Nase oder mittels eines kleinen Eingriffs direkt durch die Bauchdecke in den Magen gelegt werden. In diesem Fall spricht man von einer PEG-Sonde, weil sie *perkutan* (durch die Haut), *endoskopisch* (über eine Magenspiegelung) und per *Gastrostomie* (Schnitt durch die Magenwand) angelegt wird. 1980 kam sie erstmals zur Anwendung, seitdem hat sie weite Verbreitung bei der Ernährung Schwerstpflegebedürftiger und aussichtlos kranker Menschen gefunden. Im Unterschied beispielsweise zu einer Nasensonde, die nur für eine kurzfristige künstliche Nahrungszufuhr geeignet ist, wird eine PEG-Sonde gelegt, wenn absehbar ist, dass die künstliche Ernährung über einen mindestens mehrmonatigen Zeitraum durchgeführt werden muss.

Einen Gewinn von der Ernährung über eine Sonde haben im Wesentlichen diejenigen Patienten, bei denen sie einen absehbar *vorübergehenden* therapeutischen Eingriff darstellt, um zum Beispiel bei einem Schlaganfall eine vorübergehende Schluckstörung zu überbrücken. Bei Patienten, häufig Intensivpatienten, die wegen einer schweren Erkrankung, etwa einer Schädelhirnverletzung, längere Zeit in ein künstliches Koma versetzt worden sind und beatmet werden, ist die Anlage einer Ernährungssonde ebenfalls sinnvoll. Kranke, die trotz natürlicher, jedoch krankheitsbedingt nicht ausreichender Nahrungsaufnahme über Hungergefühl klagen, profitieren von einer Sondenernährung ebenso wie Patienten, die wegen einer schweren neurologischen Erkrankung, beispielsweise der amyotrophen Lateralsklerose, dauerhaft schluckunfähig sind. Ganz anders jedoch ist die künstliche Nahrungszufuhr bei Menschen im Endstadium einer schweren Erkrankung oder im Sterbeprozess einzuschätzen und zu bewerten; um sie soll es auf den folgenden Seiten gehen.

Der Aufnahme von Nahrung und Flüssigkeit kommt nicht nur eine zentrale biologische Funktion zu, sie erfüllt darüber hinaus in allen Gesellschaften bedeutsame soziale, religiöse und symbolische Funktionen. Das gemeinsame Essen und Trinken von Menschen, das Stillen des Kindes durch die Mutter oder die Zubereitung einer Mahlzeit für einen alten Menschen durch einen jungen stellen einen tief in uns verwurzelten und lebendigen Ausdruck sozialer und familiärer Verbundenheit, Zuneigung und Verantwortung dar. Es verwundert daher keineswegs, dass ein Mensch, der unfähig wird, Nahrung zu sich zu nehmen, der sie unter bestimmten Umständen willentlich oder unwillentlich verweigert, seine Umgebung beunruhigt, ja erschreckt, zumal dann, wenn die terminale Lebensphase begonnen oder der Sterbeprozess bereits eingesetzt hat. Die Antwort der Angehörigen eines solchen Menschen wie auch die Antwort der Medizin ist nahezu immer – völlig unabhängig von den näheren Umständen – eine gleichförmige, oftmals geradezu reflexhafte, die darauf hinausläuft, eine künstliche Nahrungs- und Flüssigkeitszufuhr in die Wege zu leiten. Ihr liegt die intuitive, jedoch irrige Annahme zugrunde, auf diese Weise das körperliche und emotionale Wohlbefinden des Sterbenden zu erhöhen oder gar seine Lebenserwartung noch einmal zu erhöhen. Von künstlicher Nahrungs- und Flüssigkeitsgabe bei einem terminal kranken oder sterbenden Menschen Abstand zu nehmen scheint vielen Menschen, auch manchen Ärzten, mit unserem Wertesystem zutiefst unvereinbar, vielen Zeitgenossen juristisch anfechtbar wie auch medizinethisch nicht vertretbar. Selbst wenn andere lebenserhaltende Maßnahmen bei aussichtsloser Erkrankung oder im Sterbeprozess eingestellt oder gar nicht erst begonnen werden, die Zufuhr von Nahrung und Flüssigkeit ist hiervon weitestgehend ausgenommen; schließlich, so die gängige Auffassung, lässt man einen Menschen unter keinen Umständen verhungern oder verdursten.

Verhungern und verdursten?

Der Gebrauch der Begriffe »verhungern« und »verdursten« erscheint besonders provokativ, wenn sie auf die klinischen Konsequenzen des Unterlassens oder des Abbruchs einer künstlichen Nahrungs- und Flüssigkeitszufuhr bei Patienten mit aussichtsloser Erkrankung rekurrieren. Die Bilder, die ein solches Vorgehen in uns wach werden lässt, sind mächtige und schreckliche, die mit schwerster mentaler und körperlicher Auszehrung einhergehen: rissiger Haut, Hungerödemen, Infektionen, Geschwürbildung und anderen Folgen; Bilder, die uns aus den Hungergebieten der Erde gut bekannt sind. Solche Bilder verstören zutiefst – und doch: Sie sind bedeutungslos für die Diskussion darüber, ob und wie Schwerstkranke und Sterbende, insbesondere im hohen Alter, mit Nahrung und Flüssigkeit zu versorgen sind.

Die Minderung der Aufnahme von Nahrung und Flüssigkeit ist Teil des natürlichen Sterbeprozesses. Man muss kein Arzt sein, um zu wissen, dass dieser Prozess Wochen oder gar Monate vor dem Tod mit nachlassendem Appetit, allmählicher Gewichtsabnahme, kleineren Mahlzeiten und Flüssigkeitsmengen, geringerer Aktivität und größerem Schlafbedürfnis einsetzt und fortschreitet, bis der Kranke schließlich in einen Dämmerzustand verfällt und zumeist rasch einer Infektion erliegt. Dieses Endstadium des Lebens ist weitgehend unabhängig von der Art der zugrunde liegenden Erkrankung: Bei dementen Patienten mag im Finalstadium ihrer Erkrankung die Unfähigkeit zu schlucken ganz in den Vordergrund rücken; das Leiden von Patienten mit schwerer Herzinsuffizienz oder Lungenemphysem mag geprägt sein von Kraftlosigkeit oder Widerwillen gegen Speisen, die mit einer Blutstauung im Bereich der Darmgefäße zusammenhängen; bei Tumorpatienten mag die Bildung appetithemmender Stoffe (sogenannter »Anorexine«) eine Rolle spielen. Gemeinsam ist dem Verlauf dieser Erkrankungen am Ende immer ein Nachlassen der Nahrungsaufnahme und die Entwicklung einer Flüssigkeitsverarmung des Körpers (Dehydratation).

Die weitaus meisten Patienten, die eines natürlichen Todes sterben, leiden im Endstadium ihrer Erkrankung nicht unter Schmerzen. Flüssigkeitsverarmung ist weder schmerzhaft noch ein Zustand, der mit Unruhe oder anderen unangenehmen Empfindungen einhergeht. Im Gegenteil, vieles spricht dafür, dass die Natur auf diese Weise lindernd in den Sterbeprozess eingreift. So gibt es Hinweise darauf, dass bestimmte beim Abbau des Körperfetts anfallende Stoffe, die sogenannten Ketone, sowie andere Stoffwechseländerungen, die mit verminderter Kalorienaufnahme einhergehen, einen willkommenen schmerzlindernden Effekt haben. Flüssigkeitsverarmung dämpft zudem die Bewusstseinslage. Sie trägt vermutlich auch dazu bei, Angstzustände in der Sterbephase zu mildern – Veränderungen also, die im Sterbeprozess erwünscht sind.

Künstliche Ernährung am Lebensende – was sagt die Wissenschaft?

Der Frage nach der künstlichen Ernährung am Lebensende widmeten sich zahlreiche Untersuchungen aus Großbritannien, den skandinavischen Ländern und den USA unter verschiedenen Aspekten. Sie kommen zu Ergebnissen, die ein Umdenken nicht nur in Laienkreisen, sondern auch in weiten Teilen der Ärzteschaft dringend erforderlich machen. Schon 1994 untersuchte ein amerikanisches Ärzteteam in einer Langzeitpflegeeinrichtung ein Jahr lang bei 32 zumeist tumorkranken Patienten mit einer Lebenserwartung von weniger als drei Monaten, inwieweit die Symptome Hunger und Durst unter Verzicht auf eine künstliche Nahrungszufuhr in einer für die Patienten befriedigenden Weise zu lindern waren. Die Studie kam zu dem Ergebnis, dass mehr als zwei Drittel der Patienten zu keinem Zeitpunkt Hunger oder Durst verspürten, während ein Drittel nur zu Beginn unter Hungergefühlen litt. Entscheidend war der Befund, dass sich bei ausnahmslos allen Patienten die Symptome Hunger, Durst und trockener Mund mit kleinen Mengen auf natürlichem Wege zugeführter Nahrung und Flüssigkeit, Eisstückchen oder der Befeuchtung des Mundraums beseitigen ließen.

Eine 1997 im US-amerikanischen Bundesstaat Washington in einer Pflegeeinrichtung an 1386 Patienten durchgeführte Studie untersuchte die Überlebenszeiten von Patienten mit schwerer Demenz, die entweder über eine Ernährungssonde

(PEG) oder auf natürlichem Wege ernährt wurden. Es stellte sich heraus, dass sich die Überlebenszeiten beider Gruppen nicht unterschieden. Zu gleichen Ergebnissen führten entsprechende Untersuchungen in Italien an Aids- und Tumorpatienten im Endstadium ihres Leidens. Als entscheidend für die Lebenserwartung erwies sich demnach nicht das Quantum zugeführter Flüssigkeit, Kalorien und anderer Nährstoffe, sondern die zum Tode führende Erkrankung selbst.

Zahlreiche weitere, zum Teil schon vor der Jahrtausendwende durchgeführte wissenschaftliche Untersuchungen widmeten sich den Risiken und Komplikationen der Sondenernährung. Es zeigte sich, dass unerwünschte Wirkungen zahlreich und gravierend waren: Schwere Unruhezustände, die oftmals eine Fixierung des Schwerstkranken unumgänglich machten, Lungenentzündung durch aspirierte Sondennahrung sowie die Selbstentfernung der Sonde waren häufig beobachtete Begleiterscheinungen.

Andererseits war festzustellen, dass die erwünschten Wirkungen nicht eintraten: Weder kam es, beispielsweise bei dementen Patienten, zu einer Besserung des Ernährungszustands (keine Gewichtszunahme) noch zu einer verbesserten Funktion des Gehirns oder anderer Organe. Auch eine Verlängerung der Überlebenszeit konnte durch Sondenernährung nicht erreicht werden.

Eine große Analyse aller bis zum Jahr 2000 erschienenen wissenschaftlichen Arbeiten, die bei Patienten mit fortgeschrittener Demenz die Auswirkungen der Sondenernährung auf die Verlängerung der Überlebenszeit, die Vorbeugung von Lungenentzündungen, die Häufigkeit von Druckgeschwüren und andere Folgeprobleme zum Gegenstand hatte, musste feststellen, dass keine einzige Untersuchung existierte, die zeigen konnte, dass Sondenernährung auch nur irgendeinen Gewinn für die Schwerstkranken mit sich brachte. Das Ergebnis der Analyse lautete: »Durch die Anlage einer Ernährungssonde lässt sich weder das Allgemeinbefinden von Patienten mit fortgeschrittener Demenz bessern noch ihre Überlebenszeit verlängern.« Im Gegenteil, die Autoren konstatierten erheblich weniger Infektionen und andere schwerwiegende Komplikationen sowie einen Trend zu längeren Überlebenszeiten bei Patienten, die von Hand gefüttert wurden. Ihre Schlussfolgerung ist auch ein Appell an all diejenigen, die an der Entscheidung zur Anlage einer Ernährungssonde beteiligt sind: »Wir glauben, dass allein gewissenhaftes und motivierendes Füttern die geeignete Behandlung darstellt. Wenn dennoch eine Ernährungssonde gelegt wird, sollten alle, die am Zustandekommen einer solchen Entscheidung beteiligt sind, wissen, dass die Evidenz eindeutig besagt, dass die Anlage einer Sonde für diese Patienten keinen Gewinn darstellt.«

Zuletzt: Was sagen die Betroffenen selbst? 1997 befragten der amerikanische Geriater O'Brien und sein Team 421 zufällig ausgewählte urteilsfähige Patienten aus 49 Pflegeheimen in den Vereinigten Staaten, ob sie im Falle einer schweren, dauerhaften zentralnervösen Erkrankung und der Unfähigkeit natürlicher Nahrungs- und Flüssigkeitsaufnahme über eine Sonde ernährt werden wollten. Nur ein Drittel beantwortete die Frage positiv. 25 Prozent der Befragten, die zu Beginn einer Sondenernährung zugestimmt hatten, widerriefen ihre anfängliche Meinung, als man ihnen mitteilte, dass sie unter Umständen bei Unruhezuständen an Armen und Beinen fixiert werden müssten. Ihr Anteil hätte sich vermutlich noch weiter erhöht, wenn sie darüber informiert worden wären, dass sie bezüglich ihrer Lebenserwartung von einer Sondenernährung nicht profitieren würden, so die Autoren.

Koma und »Wachkoma«

Unter dem Begriff »Koma« versteht man medizinisch den einer tiefen Narkose gleichkommenden Zustand der Bewusstlosigkeit, aus dem der Bewusstlose durch äußere Reize nicht zu erwecken ist. Ein Koma kann unterschiedlichste Ursachen haben und im Verlauf zahlreicher Krankheiten auftreten: Man unterscheidet kurzfristige und umkehrbare von langfristigen und oftmals unumkehrbaren Komaformen. Unter letzteren spielt der Zustand des »Wachkomas« (vegetativer Status, Apallisches Syndrom) eine besondere Rolle. Es ist die Folge schwerster Hirnschädigungen und bezeichnet einen Zustand andauernder Bewusstlosigkeit bei erhaltenem Schlaf-Wach-Rhythmus, jedoch kompletter Kontaktunfähigkeit. Vereinzelt erlangen solche Patienten, die bei guter Pflege und künstlicher Ernährung über lange Zeit am Leben gehalten werden können, auch nach Jahren noch das Bewusstsein wieder, nicht selten einen sogenannten »Zustand minimalen Bewusstseins«, der gegenwärtig bei 40 Prozent der Patienten allerdings nicht erkannt wird.

Beobachtungsstudien und neue apparative Verfahren der letzten Jahre geben Hinweise auf die Möglichkeit, schwerste Hirnschädigungen und ihren Verlauf exakter zu unterscheiden. Dabei stellt die klinische Differenzierung des Wachkomas vom Zustand minimalen Bewusstseins die entscheidende diagnostische Herausforderung dar, zu deren Bewältigung moderne technisch-diagnostische Verfahren heute einen unentbehrlichen Beitrag leisten.

Der in sich widersprüchliche Begriff »Wachkoma« ist wie der des »vegetativen Status«, der einen herabsetzenden Beiklang (»Gemüse«) hat, von den Fachgesellschaften aufgegeben und durch die Bezeichnung »Syndrom reaktionsloser Wachheit« (SRW) ersetzt worden. Entsprechendes gilt für den »Zustand minimalen Bewusstseins«, der in »Syndrom minimalen Bewusstseins« (SMB) umbenannt wurde.

Behandlung und Pflege von Patienten mit derartigen Hirnschädigungen erfordern ein Vorgehen, das ethisch gerechtfertigt und sozial verträglich ist. Ob die pure Lebensverlängerung bei bleibender Kommunikationsunfähigkeit und Verlust selbst eines Minimums an Selbstständigkeit ein sinnvolles Behandlungsziel darstellt, wird vielfach bezweifelt. Letztlich ist es der Wille des Patienten, der entscheidungs- und handlungsleitend dafür sein muss, ob und wie lange lebenserhaltende Maßnahmen aufrechtzuerhalten sind.

Formen des Komas

Der Begriff »Koma« leitet sich aus dem Altgriechischen ab und bedeutet so viel wie »tiefer Schlaf«. Als Koma bezeichnet man einen durch vielfältige Ursachen hervorgerufenen, der Narkose vergleichbaren Zustand, in dem das Bewusstsein vollständig erloschen ist. Gemeinsam ist allen Komaformen, dass der komatöse Mensch nicht erweckbar ist, seine Augen geschlossen sind und er auf äußere Reize – wie zum Beispiel lautes Ansprechen oder Schmerzreize – nicht reagiert. Um das Koma von anderen Zuständen kurz dauernder Bewusstlosigkeit zu unterscheiden, spricht man von einem Koma allerdings erst dann, wenn die Bewusstlosigkeit länger als eine Stunde andauert.

Oftmals gebrauchen medizinische Laien den Begriff »Koma« für Bewusstseinszustände, denen tatsächlich nicht ein im oben genannten Sinne vollständig erloschenes Bewusstsein zugrunde liegt, sondern eine mehr oder weniger starke Bewusstseinseinschränkung, wie sie die lateinischen Begriffe »Somnolenz« und »Sopor« bezeichnen: Zustände erheblicher Bewusstseinstrübung, aus denen ein Kranker nur durch starke Reize zu erwecken ist. Sie treten im Verlauf zahlreicher schwerer Allgemeinerkrankungen auf, zum Beispiel nach einem Schlaganfall, bei hohem Fieber oder auch nach übermäßigem Alkoholgenuss. Zahlreiche Komaformen beruhen auf Ursachen, die entweder spontan enden oder sich nach kurzfristiger Behandlung aufheben lassen, wie etwa das durch eine Unterzuckerung bedingte hypoglykämische Koma, dem unmittelbar nach rechtzeitiger Glukoseinjektion wieder Wachheit und Bewusstsein folgen; auch das Koma des Opiatabhängigen, der sich eine Überdosis Heroin injiziert hat und dessen Bewusstsein nach Injektion eines Gegenmittels oftmals schon unter der Injektion zurückkehrt, ist hier einzuordnen.

Neben diesen zumeist kurz dauernden und regelhaft gut behandelbaren und damit umkehrbaren Komazuständen gibt es jedoch Komaformen, in denen ein Mensch, aufgrund verschiedenartiger schwerster Hirnschädigungen, zwar dauerhaft bewusstlos ist, bei guter Pflege unter Umständen jedoch für Jahrzehnte überleben kann. Die weitaus häufigste und bedeutsamste dieser chronischen Komaformen stellt der »vegetative Status« oder das sogenannte »Wachkoma« dar, vormals auch als »Apallisches Syndrom« oder » Permanenter vegetativer Status« (PVS) bezeichnet, wenn es länger als ein Jahr bestand.

Da der Begriff »Wachkoma« jedoch in sich widersprüchlich und, zumal in Laienkreisen, verwirrend erscheint, ist er in der medizinischen Terminologie zunehmend weniger gebräuchlich; Ähnliches gilt für den Begriff des »vegetativen Status«, dem eine herabwürdigende Bedeutung eigen ist (vegetativ = vegetable = Gemüse). Heute spricht man stattdessen korrekter vom »Syndrom Reaktionsloser Wachheit« (SRW). Parallel dazu wurde der »Zustand minimalen Bewusstseins« in »Syndrom minimalen Bewusstseins« (SMB) umbenannt. Dennoch werden im Folgenden die Begriffe »Wachkoma« und »Zustand minimalen Bewusstseins« für das SRW und das SMB sowie der Begriff »vegetativer Status« weiterverwendet, weil sie immer noch geläufig sind. Wenn im Folgenden vom »vegetativen Status« die Rede ist, ist ein komatöser Zustand aufgrund einer schwersten Hirnschädigung gemeint, der länger als vier Wochen besteht, jedoch weniger als ein Jahr. »Wachkoma« hingegen meint einen dauerhaften, länger als ein Jahr bestehenden »vegetativen Status«, dem kaum Chancen auf Wiedererlangen des Bewusstseins innewohnen.

Vegetativer Status und Wachkoma – Wachheit ohne Bewusstsein

Bewusstsein ist ein mehrdeutiger Begriff, der sowohl Wachheit als auch Bewusstsein im eigentlichen Sinne (Gewahrsein seiner Selbst und der Umwelt) umfasst. Diese Unterscheidung ist für das Verständnis des vegetativen Status, in welchem sich nach einer schweren Hirnschädigung zwar Wachheit wiederherstellt, jegliches Anzeichen von Bewusstsein jedoch ausbleibt, von alles entscheidender Bedeutung. Wachheit und Bewusstsein sind demnach zwei voneinander unabhängige Leistungen unseres Gehirns.

Ein Patient im vegetativen Status scheint zuweilen zu schlafen, zuweilen wach zu sein, was mit zyklischem Öffnen und Schließen der Augen einhergeht. Eingehende Untersuchungen erbringen jedoch keinerlei Anzeichen für ein Bewusstsein oder zielgerichtetes Verhalten. Insbesondere lassen sich keine Hinweise dafür ausmachen, dass der Kranke seinen eigenen Körper oder seine Umgebung wahrnehmen, mit anderen kommunizieren oder absichtsvoll agieren könnte. Regelhaft können solche Patienten ausreichend spontan atmen und verfügen über einen stabilen Blutkreislauf. Der vegetative Status kann ein Durchgangsstadium im Prozess der Wiedererlangung des Bewusstseins nach einer schweren Hirnschädigung darstellen, oder aber er bleibt bestehen, unter Umständen – bei entsprechend guter Pflege – über Jahrzehnte hinweg bis zum natürlichen Tod der betroffenen Person. In diesem Fall wird er »Wachkoma« genannt.

Wachheit verweist auf einen Zustand, in dem die Augen geöffnet sind und ein gewisses Maß motorischer Erregung vorliegt. Schlaf hingegen ist durch geschlossene Augen und motorische Ruhe gekennzeichnet. Nun existieren unterschiedliche

Wachheitsgrade: Normalerweise ist Wachheit mit (selbst-)bewusstem Gewahrwerden verbunden, im Zustand des Wachkomas jedoch fallen Wachheit und Bewusstsein auseinander, weil diejenigen Hirnareale, die Wachheit kontrollieren, im oberen Hirnstamm und im Thalamus gelegen und weitestgehend verschieden sind von den Hirnanteilen, die bewusstes Gewahrwerden steuern. Wachheit und Erweckbarkeit sind also autonome Leistungen unseres Gehirns.

Bewusstsein hingegen umfasst die Fähigkeit, Erfahrungen und Erlebnisse unterschiedlichster Art zu haben. Typischerweise sind Menschen sich ihrer Umgebung und ihres Körpers bewusst; auch umfassen Erinnerung, Gedanken, Gefühle und Absichten die Inhalte unseres Bewusstseins. Obwohl unser Verständnis von der Funktion menschlichen Bewusstseins unvollständig ist, kommt für seine Existenz bestimmten Strukturen in den beiden Großhirnhemisphären eine überragende Bedeutung zu. Bewusstsein ist allerdings nicht eine einheitliche und unteilbare Leistung: Eine Hirnschädigung kann gewisse Anteile des Bewusstseins, etwa das Erinnerungsvermögen, beeinträchtigen, andere dagegen intakt lassen. Nicht wenige Hirnprozesse, einschließlich derer, die im Hirnmantel ablaufen, tun dies, ohne dass wir ihrer gewahr werden.

Klinische Zeichen, ermittelt durch ärztliche Untersuchung und Befunderhebung oder anderweitige Testverfahren, mit denen das Vorhandensein von Bewusstsein direkt nachgewiesen werden können, existieren nicht. Es muss sich vielmehr aus dem Verhaltensspektrum des betreffenden Individuums ableiten lassen, ob es sein Selbst und seine Umgebung wahrnehmen und ob es Absichten entwerfen oder kommunizieren kann. Da unsere diesbezüglichen Methoden fehlbar sind, können wir niemals mit letzter Sicherheit die Möglichkeit eines Bewusstseinsrestes ausschließen. Dies bedeutet für das Wachkoma, dass möglicherweise einige extrem einfach strukturierte Bewusstseinsinhalte in ihm erhalten bleiben können, einschließlich der Schmerzempfindung, obwohl die verfügbare wissenschaftliche Evidenz mit sehr hoher Wahrscheinlichkeit dafür spricht, dass dies nicht der Fall ist.

Diagnostik des vegetativen Status

Vor der Diagnosestellung sollte die Ursache der Hirnschädigung klar ersichtlich sein. Zudem muss ausgeschlossen sein, dass behandelbare Ursachen wie die Wirkung von sedierenden oder narkotisierenden Medikamenten oder Drogen, Stoffwechselentgleisungen (Unterzuckerung und andere) oder strukturelle Hirnerkrankungen (Tumor, Blutung und andere) vorliegen.

In der Vergangenheit galten verschiedene, von internationalen hochrangigen Fachgesellschaften erarbeitete Definitionen und Kriterienkataloge des Wachkomas, wie etwa die der US Multi-Society Task Force on Persistent Vegetative State. Ihre Kriterien lauteten:

- Wachheit (erhaltener Schlaf-Wach-Rhythmus)
- Keine Evidenz für die Wahrnehmung des Selbst und der Umgebung
- Unfähigkeit zur Kommunikation
- Keine Evidenz für anhaltendes, reproduzierbares, zielgerichtetes oder willentliches Verhalten, sei es spontan oder als Antwort auf visuelle, akustische, taktile oder andere Reize
- Verlust von Sprachverständnis und Sprachproduktion (Aphasie)

- Ausreichende Funktion des Hirnstammes zur Aufrechterhaltung lebenswichtiger Funktionen wie Spontanatmung, Blutdruck- und Blutzuckerregulation und andere
- Darm- und Blaseninkontinenz

Diese Kriterien sind zwar nicht überholt, sie erwiesen sich aber, ebenso wie die »Glasgow Coma Scale« (GCS) und andere Bewertungssysteme, als zu grobmaschig und zu wenig verlässlich, um schwere chronische Bewusstseinsstörungen mit größtmöglicher Sicherheit voneinander zu unterscheiden. Als diagnostischer Goldstandard, der sich auch international bewährt hat, gilt heute – gerade bei der so wichtigen Abgrenzung des Wachkomas vom Zustand minimalen Bewusstseins – die »Revidierte Coma Recovery Scale« (CRS-R). Diese Koma-Remissions-Skala erfasst und bewertet die Spontanaktivität und Reaktionen eines Wachkomapatienten mithilfe eines hochdifferenzierten Punktesystem von 0 bis maximal 24 zu erreichenden Punkten. Geprüft und bewertet werden:

- Erweckbarkeit und Aufmerksamkeit des Patienten
- Spontanmotorik, motorische Antworten auf (Schmerz-) Reize, Körper-Haltereaktionen
- Reaktionen auf akustische Reize
- Reaktionen auf visuelle Reize
- Reaktionen auf taktile Reize
- Sprachmotorik und Artikulation

Ein Patient, der mit 0 Punkten einzustufen ist, findet sich demgemäß im tiefsten Koma; ein Patient, der 24 Punkte erreicht, ist wach und kommunikationsfähig.

Ursachen des Wachkomas

Eine akute Hirnschädigung bildet die häufigste Ursache für ein Wachkoma. Es kann einerseits in einer direkten verletzungsbedingten Schädigung des Gehirns durch Unfall oder Gewalteinwirkung bestehen, andererseits in einer Schädigung, der ein akuter Sauerstoffmangel bei einem Herz-Kreislauf-Stillstand (Wiederbelebung bei Herzkammerflimmern, Erstickung und anderem), eine lang anhaltende Unterzuckerung, eine Vergiftung mit Kohlenmonoxid, Psychopharmaka oder anderen Substanzen, eine Hirnblutung, ein Schlaganfall oder eine entzündliche Erkrankung des Gehirns zugrunde liegen kann.

Zudem können chronisch verlaufende degenerative Erkrankungen des Zentralnervensystems, wie zum Beispiel die Alzheimerkrankheit, die Parkinson'sche oder die Creutzfeldt-Jakob-Krankheit, sowie eine Vielzahl häufig schon bei Kindern auftretende, meist angeborene und das Gehirn miteinbeziehende Stoffwechselerkrankungen faktisch in ein Wachkoma übergehen, insofern sie weit fortgeschritten sind.

Auch schwerste angeborene Fehl- oder Missbildungen des Zentralnervensystems gehen oftmals mit einem Wachkoma einher. Hierunter fällt beispielsweise die Anencephalie, eine Missbildung von Neugeborenen, die ohne Großhirn zur Welt kommen.

Abgrenzung des Wachkomas vom Zustand minimalen Bewusstseins und anderen schweren Hirnschäden

Es gibt eine Reihe anderer schwerer neurologischer Defekte und Krankheiten, die vom Wachkoma unterschieden werden müssen:

- Von zentraler Bedeutung ist – wie schon erwähnt – die Unterscheidung eines Patienten im Wachkoma von dem eines Patienten im Zustand minimalen Bewusstseins. In Letzterem verfügt ein Patient trotz schwerster kognitiver Beeinträchtigungen definitiv über die reproduzierbare bewusste Wahrnehmung seiner selbst und seiner Umgebung sowie möglicherweise über (rudimentäre) kommunikative Fähigkeiten. Der Zustand minimalen Bewusstseins, der eine bessere Prognose hat als das Wachkoma, kann wie dieses ein Durchgangsstadium auf dem Weg fortschreitender Erholung des Patienten oder zum Endpunkt des Erholungsprozesses werden. Es ist heute erwiesen, dass diese beiden Zustände allzu oft nicht klar voneinander abgegrenzt werden, selbst von erfahrenen Untersuchern. Nachuntersuchungen von Wachkomapatienten haben ergeben, dass die Rate an Fehldiagnosen derzeit bei etwa 40 Prozent (!) liegt. Das heißt, dass nahezu die Hälfte aller Wachkomapatienten zu Unrecht als solche eingestuft ist, obwohl sorgsame Diagnostik Hinweise für existierendes Bewusstsein liefern würde.
- Sind Bewusstsein und Wahrnehmung gänzlich erhalten, Sprachvermögen und Bewegungsfähigkeit wegen anhaltender Lähmung des motorischen Systems jedoch unmöglich, spricht man vom »Locked-in-Syndrom« (»Eingeschlossensein«). In diesem Zustand können die Patienten allein durch die erhaltene Bewegungsmöglichkeit der Augäpfel und -lider mit anderen Personen kommunizieren. Das Locked-in-Syndrom beruht auf einer Unterbrechung der Nervenbahnen im Bereich des Hirnstamms (Brücke, verlängertes Mark), zumeist durch einen Gefäßverschluss (Schlaganfall) in dieser Region.
- Auch schwerste Demenz, die mit völligem Gedächtnisverlust, chronischer Verwirrtheit und dem Verlust aller

intellektuellen Fähigkeiten einhergeht, kann letztlich in einen Zustand übergehen, der dem eines Wachkomas nicht unähnlich ist.

- Ein äußerst seltener Zustand ist der akinetische Mutismus, der durch pathologisch verlangsamte körperliche Bewegungen oder deren völlige Abwesenheit sowie Stummheit gekennzeichnet ist. Der Kranke ist grundsätzlich erweckbar und sein Bewusstsein erhalten, die mentalen Funktionen jedoch hochgradig eingeschränkt. Verschiedene neurologische Ursachen können diesem Zustand zugrunde liegen, beispielsweise eine Verletzung des Frontalhirns oder eine Mittelhirnschädigung durch einen Tumor. Manches spricht heute dafür, dass der akinetische Mutismus eine Subkategorie des Zustands des minimalen Bewusstseins darstellt.

Die Bedeutung bildgebender und anderer technischer Verfahren für die Diagnose des Wachkomas

Verschiedene moderne apparative Techniken und bildgebende Verfahren gestatten es heute, die Diagnose des vegetativen Status und die Wahrscheinlichkeit seiner Unumkehrbarkeit weiter zu erhärten oder zu entkräften. So kann zum Beispiel durch eine einfache zerebrale Computertomographie (CCT) schon die Ausdehnung des Hirnschadens zumeist sichtbar gemacht werden. Auch die Neuronenspezifische Enolase, ein im Blut bestimmbares Enzym aus Gehirnzellen, das nach Hirnschädigungen frühzeitig und stark ansteigt, hat für die Bestimmung der Prognose eines Wachkomapatienten eine gewisse Bedeutung. Hohe Aussagekraft kommt auch den sogenannten »Somatosensorischen Evozierten Potentialen« (SSEP) zu: Sind diese elektrischen Potentiale über vier Wochen lang nicht auslösbar, so ist die Wahrscheinlichkeit einer Wiedererlangung des Bewusstseins äußerst gering.

Besondere Bedeutung für die Erforschung der Strukturen und Funktionen des Gehirns erlangten im vergangenen Jahrzehnt das quantitative Elektroencephalogramm (qEEG) und die neurofunktionelle Bildgebung. Sie ermöglichen die Messung und Sichtbarmachung von Hirnfunktionen, wobei unterschiedliche Befunde neuronaler Aktivierung direkt durch Elektroencephalographie (qEEG) oder indirekt durch funktionelle Magnetresonanztomographie (fMRT) oder Positronen-Emissons-Tomographie (PET) erhoben werden (Messung des Blutflusses und Stoffwechsels). Vorteilhaft ist, dass diese Verfahren wiederholt werden können, das heißt, sie erfassen die Hirnaktivität nicht nur punktuell, sondern in ihrer zeitlichen Dynamik, was gewisse Rückschlüsse auf eine etwaige »Erholung« des Gehirns zulässt. Gerade ihnen kommt damit eine nicht zu unterschätzende Bedeutung bei der Differenzierung von Wachkoma und minimalem Bewusstsein zu.

Klinische Erscheinungsformen des Wachkomas

Das klinische Bild des Wachkomas kann in gewissen Grenzen variieren. Man unterscheidet ein typisches klinisches Bild von einem atypischen. Darüber hinaus ist es erhellend, auch klinische Erscheinungen zu beschreiben, deren Auftreten mit einem Wachkoma nicht vereinbar ist. Es handelt sich dann um eine neurologische Schädigung anderer Natur.

Neben den bereits erwähnten Schlaf-Wachzyklen zeigen Patienten im Wachkoma typischerweise vielfältige spontane Bewegungen: Kauen, Zähneknirschen, Schlucken, Augenrollen sowie ungezielte Bewegungen der Glieder beobachtet man ebenso regelmäßig wie Veränderungen der Mimik, Grunzen, Stöhnen oder Tränenfluss ohne erkennbare Ursache. Auch zeigen die Patienten oftmals ein ausgeprägtes Reflexverhalten. Hirnstammreflexe wie der Pupillen- oder Hornhautreflex sind vielfach nachzuweisen. Ebenso können verschiedenartige Reize wie Lärm oder Hitze einen generalisierten Erregungszustand einschließlich einer Beschleunigung der Atemfrequenz, Grimassieren oder Bewegungen der Gliedmaßen auslösen. Auch der Greifreflex ist nicht selten noch vorhanden.

Diese motorischen Aktivitäten erwecken beim unwissenden Betrachter den Eindruck bewussten oder zielgerichteten Verhaltens und Erlebens. Sorgfältigste Prüfung und Untersuchung von Patienten im Wachkoma zeigt jedoch, dass sie weder über bewusste Wahrnehmung noch zielgerichtetes Verhalten, weder über die Fähigkeit zu lernen noch über Schmerzempfindung und Leiderfahrung verfügen: Patienten im Wachkoma weinen eben nicht, sondern zeigen Tränenfluss. Selbst Ärzte und Pflegepersonal geraten angesichts dieser »ausdrucksreichen«, nur scheinbar von Bewusstsein zeugenden Verhaltensweisen und Bewegungen oftmals in Zweifel oder Konfliktsituationen, die ihnen die richtige Deutung dieser Phänomene erschweren oder unmöglich machen. Erst recht trifft dies für Laien zu, insbesondere für Angehörige von Wachkomapatienten, wenn sie über die Eigenheiten dieses Zustands nicht hinreichend aufgeklärt wurden.

Hin und wieder auftretende Verhaltensfragmente wie beispielsweise die immer wiederkehrende zusammenhanglose Formulierung eines einzelnen Wortes bei Patienten, die sonst alle Kriterien des Wachkomas erfüllen, können Ausdruck des Überlebens winziger isolierter Hirnrindenareale sein, die allerdings nicht mehr Teil des thalamo-corticalen Systems sind. Die

Intaktheit und Integrität dieses Systems ist es, die für das Vorhandensein von Bewusstsein unabdingbar ist.

Untypisch für Patienten im Wachkoma ist es, einem bewegten Objekt für mehr als einen Sekundenbruchteil zu folgen, ein Objekt zu fixieren oder auf einen visuellen Reiz gezielt zu veagieren. Ebenfalls nicht zu vereinbaren mit dem Bild des vegetativen Status sind Hinweise auf die Fähigkeit zur unterscheidenden Wahrnehmung, auf zielgerichtete Handlungen und kommunikatives Verhalten. So würde das reproduzierbare Lächeln bei Ankunft eines Verwandten oder Freundes, der Versuch, nach einem Objekt zu greifen, oder das Einsetzen eines angemessenen sprachlichen Ausdrucks auf integrierte und daher funktionsfähige Hirnstrukturen hinweisen, die Signale eines wiederkehrenden Bewusstseins sind. Mag sich dieser Prozess auch in noch so engen Grenzen abspielen, er wäre ein Zeichen dafür, dass der Patient zumindest über minimales Bewusstsein verfügt.

Das Wachkoma im zeitlichen Verlauf

Die Prognose von Patienten im Wachkoma wird beeinflusst vom Alter des Patienten, der Art der zugrunde liegenden Hirnschädigung und der aktuellen Dauer des Komas. Patienten mit einer traumatischen Ursache haben nach einem Monat eine geringfügig bessere Prognose als solche mit einer diffusen Hirnschädigung, etwa nach einer erfolglosen Wiederbelebung. Unter diesen erlangen nur etwa 20 Prozent jenseits einer Vierwochenfrist das Bewusstsein wieder.

Die Chancen auf Wiederherstellung des Bewusstseins fallen mit der Dauer des Komas. Jenseits der Dauer eines Jahres ist bei einem traumatisch bedingten vegetativen Status (zum

Beispiel Schädelhirnverletzung) die Chance auf Wiedererlangung des Bewusstseins extrem niedrig, jenseits der Dauer eines halben Jahres bei einem nicht traumatisch bedingten Koma. Erst dann sollte man im strengen Sinne von der Diagnose »Wachkoma« sprechen, die – bei aller Vorsicht – zugleich eine infauste Prognose beinhaltet, was damit gleichzusetzen ist, dass mit einer Änderung des Zustands des Patienten nicht mehr zu rechnen ist.

Behandlung, Pflege und Fürsorge im Wachkoma

Die Versorgung von Patienten im Wachkoma ist eine Domäne der Pflege und, gerade in ihrem Frühstadium, der medizinischen Rehabilitation. Der Pflege kommt ein besonders hoher Stellenwert zu, gilt es doch, den zahlreichen möglichen Komplikationen vorzubeugen, denen die Patienten in ihrem hochgradig abhängigen Zustand ausgesetzt sind. Werden Wachkomapatienten, was nicht selten der Fall ist, in der häuslichen Umgebung gepflegt und versorgt, wird dies für Angehörige und Nahestehende immer zu einer schweren Belastung, die ihrerseits nicht selten auch eine professionelle Unterstützung notwendig macht. Standardmaßnahmen der Pflege von Wachkomapatienten beinhalten eine adäquate künstliche Ernährung, regelhaft über eine PEG-Sonde, häufiges Umlagern, um Druckgeschwüre zu vermeiden, passives Durchbewegen der Gelenke zwecks Vermeidung von Kontrakturen, Absaugen von Luftröhrensekret zur Vorbeugung von Atemkomplikationen und Lungenentzündungen, Haut-, Mund- und Zahnpflege sowie die engmaschige und hygienische Pflege des Intimbereichs, da die Patienten sowohl blasen- als auch darminkoninent sind.

Solange Anzeichen dafür bestehen, dass medizinische Behandlungsmaßnahmen im Sinne physiotherapeutischer und rehabilitativer Aktivitäten zu Fortschritten bei der Genesung der Patienten führen, ist die Entscheidung über ihre Fortführung und ihre letztendliche Dauer eine Frage ärztlich-klinischer Beurteilung, in die das gesamte Behandlungsteam und die Angehörigen miteinbezogen werden sollten.

Fehlerquellen und Irrtümer in der Diagnostik schwerster Hirnschäden

Sowohl bei der initialen Diagnose eines Wachkomas als auch bei der etwaigen späteren diagnostischen Festlegung auf seine wahrscheinliche (Un-)Umkehrbarkeit muss der Arzt äußerste Sorgfalt und große Vorsicht walten lassen. Unzweifelhaft wird, wie bereits beschrieben, die Diagnose eines Wachkomas sehr häufig falsch gestellt, weil sorgfältige Diagnostik zur Feststellung eines minimalen Bewusstseinszustandes geführt hätte. Dies würde zumindest einen Teil der späten, oftmals erst nach vielen Jahren auftretenden »Wunderheilungen« erklären, da bei diesen Patienten nicht ein im eigentlichen Sinne spätes Wiedererwachen eingetreten ist, sondern ihr Bewusstsein oder »Wiedererwachen« erst sehr spät aufgedeckt wurde! Selbst in neurologischen Rehabilitationseinrichtungen, die über entsprechende Experten verfügen sollten, liegt der Anteil der Fehldiagnosen zwei britischen Studien zufolge (die allerdings etwa 15 Jahre zurückliegen) zwischen 20 und 40 Prozent.

Wie kann es zu einem solch hohen Anteil an Fehlbeurteilungen kommen? Auf anderen Feldern fachlich-medizinischer Beurteilung würde eine solche Quote niemals akzeptiert werden und zu einem Aufschrei in der Fach- und Laienpresse führen. Man stelle sich vor, in den Notaufnahmen der Krankenhäuser würde bei jedem zweiten Patienten mit Brustschmerzen ein Herzinfarkt und bei jedem fünften Patienten mit Bauchschmerzen ein durchgebrochener Blinddarm übersehen!

Ein weites Spektrum möglicher, aber beherrschbarer Fehlerquellen steht einer exakten Diagnostik des Wachkomas im Weg und erschwert seine Abgrenzung von Patienten mit anderen schwersten Hirnschädigungen:

- Wenig durchdachte Untersuchungsbedingungen gehören zu den häufigsten Fehlerquellen: Sind vor der Untersuchung Fieber und Infektionen ausgeschlossen worden? Befindet sich der Patient in einem ausreichenden Ernährungszustand? Sind rechtzeitig vor der Untersuchung sedierende Medikamente und Psychopharmaka abgesetzt worden? Ist der Patient in verschiedenen Positionen untersucht worden?
- Eine ganz herausragende Rolle spielt die Erfahrung des Untersuchers in der Beurteilung von Patienten mit Hirnschädigungen. Allein neurologische Fachärzte, die in der Diagnostik von Bewusstseinsstörungen große Erfahrung besitzen, sollten mit der Untersuchung und Beurteilung solcher Patienten beauftragt werden, was allzu oft nicht der Fall ist.

  Wie bedeutsam die klinische Erfahrung für eine exakte Diagnosestellung ist, soll ein Beispiel verdeutlichen, das einen Patienten betrifft, der bewusst erscheint, tatsächlich aber nur Reflexantworten gibt: Der Untersucher beobachtet, dass die Augen des Patienten in Richtung eines Geräuschs oder eines sich rasch bewegenden Objekts blicken, doch nur für einen Moment und ohne die Reizquelle zu fokussieren. Dies kann einen unerfahrenen oder unvorsichtigen Untersucher dazu veranlassen, Wahrnehmung und Bewusstsein zu konstatieren. Tatsächlich aber geht etwas anderes vor sich: Subkortikale Hirnanteile wie die Sehhügel für optische und der Thalamus für taktile Reize sind zwar selbst noch funktionstüchtig, können jedoch die eingehenden Reize zum Cortex nicht mehr »durchstellen«, wo sie »verstanden« und interpretiert werden. Diese Schädigung ist der sogenannten »kortikalen Blindheit« vergleichbar: Ein kortikal blinder Patient kann zwar bei intakter Netzhaut der Augen auf visuelle Reize reagieren und in diesem Sinne auch »sehen«, dennoch ist er blind, weil die geschädigte Sehrinde des Großhirns die ankommenden visuellen Reize nicht mehr zu einem Bild zusammensetzen kann.

- Niemals sollte zudem die Diagnose allein durch einen Untersucher während einer Sitzung gestellt werden. Vielmehr sollten zwei Untersucher zu jeweils verschiedenen Zeiten die Diagnose unabhängig voneinander stellen, das heißt, keiner von beiden darf das Untersuchungsergebnis des anderen vor der eigenen Untersuchung kennen.
- Verfahren der neurofunktionellen Bildgebung sollten je nach Klarheit und Eindeutigkeit der Ergebnisse der klinischen Untersuchung unbedingt zur Entkräftung oder Bestätigung der klinischen Diagnose eingesetzt werden.
- Immer sollten die Beobachtungen und Erfahrungen Angehöriger und professioneller Pflegekräfte in die Beurteilung des Patienten miteinbezogen werden. Hierbei ist vom untersuchenden Arzt zu berücksichtigen, dass einerseits gerade Angehörige auch für kleinste, eventuell bedeutsame Zustandsänderungen höchste Sensibilität haben, dass sie andererseits aber auch zur Überinterpretation von Verhal-

ten oder dessen Veränderung neigen, beispielsweise den Greifreflex eines Wachkomapatienten aus Unwissenheit für eine gezielte, also bewusste Bewegung halten.

Gewissenhafte Diagnostik

Jeder Kranke mit Kopfschmerzen, Prellungen oder Harnverhalt hat ein Recht auf eine exakte und gewissenhafte Diagnostik, die dem Stand des diagnostisch Möglichen zu entsprechen hat, bevor er angemessen behandelt werden kann. Um wie viel mehr haben dieses Recht Patienten mit katastrophalen Hirnschäden, deren Ausmaß und Prognose eine derart große Varianz an den Tag legen können. Erst wenn eine Diagnose unter optimalen Bedingungen, unter Einhaltung der oben genannten zeitlichen Vorgaben und unter Einsatz der aussagekräftigsten Methoden gestellt worden ist, liegen die Voraussetzungen dafür vor, eine Prognose zu wagen. Und erst dann ist es zu verantworten, mit den Angehörigen über Hoffnungen, Erwartungen und therapeutische Konsequenzen zu sprechen. Gerade die so große klinische Ähnlichkeit von Wachkoma und Zustand minimalen Bewusstseins und die damit gegebenen Täuschungs- und Verwechselungsmöglichkeiten erfordern eine klare und disziplinierte diagnostische Abgrenzung durch kompetente Untersucher, die sich ihrer Verantwortung bewusst sind: Denn für einen Menschen im Wachkoma sind die Chancen auf Wiedergewinnung seines Bewusstseins minimal; einem Patienten im Zustand minimalen Bewusstseins dagegen, mag es auch schwer zu entdecken und nachzuweisen sein, sind grundsätzlich die Chancen auf weitere Erholung und Wiedergewinnung seiner Hirnfunktionen nicht verschlossen.

Mit den hier dargestellten Aspekten lassen sich sehr weitgehend diejenigen Patienten identifizieren, die über ein Erholungspotential verfügen und deshalb in für sie optimale Rehabilitationsstrategien eingebunden werden sollten; zudem darf den Angehörigen dieser Patienten begründete, vorsichtige Hoffnung gemacht werden. Komplementär lassen sich diejenigen Patienten »herausfiltern«, die nach menschlichem Ermessen auch von noch so intensiven Rehabilitationsbemühungen nicht profitieren würden. Den Angehörigen dieser im Wachkoma lebenden Patienten gegenüber haben Ärzte die ethische Verpflichtung, in angemessener Weise falsche oder überzogene Hoffnungen, gar die Hoffnung auf eine Wunderheilung als nicht gegeben zu erklären.

Behandlungsabbruch im Wachkoma – die Rechtslage in Deutschland

Von nahezu keinem Arzt, der die wissenschaftliche Medizin als Grundlage seines Handelns anerkennt, wird bestritten, dass ein Patient im gewissenhaft diagnostizierten Status des Wachkomas nach menschlichem Ermessen kaum eine Chance auf Wiedererlangung seines Bewusstseins hat. Aus medizinischer Sicht liegt also die Frage nahe, ob, und wenn ja, unter welchen Voraussetzungen, bei solchen Patienten die Maßnahmen zur Erhaltung ihres Lebens begrenzt oder abgebrochen werden dürfen, um sie sterben zu lassen.

Bis zur Einführung der Möglichkeit der künstlichen Ernährung in den 1980er Jahren starben Patienten im Wachkoma nach wenigen Wochen eines natürlichen Todes. Seitdem erst ist die Rechtsprechung aller Länder gefordert, zur lebenserhaltenden künstlichen Ernährung am Lebensende überhaupt und zum Recht auf Selbstbestimmung von Patienten auch in diesem Krankheitszustand Stellung zu nehmen.

In Deutschland kommt der sogenannten »Kemptener Entscheidung« des Bundesgerichtshofs von 1994 – das bisher bedeutendste, weil folgenreichste Urteil auf dem Gebiet der Sterbehilfe – auch in der weiterhin ethisch strittigen Frage des Therapieabbruchs bei Patienten im Wachkoma höchste Bedeutung zu.

Im Falle der »Kemptener Entscheidung« war der Hausarzt einer siebzigjährigen Patientin aufgrund eines nach Auffassung Dritter nicht gerechtfertigten Behandlungsabbruchs wegen versuchten Totschlags angeklagt. Die Frau litt an einer ausgeprägten Demenz und wurde nach einem 15 Minuten anhaltenden Herzstillstand wiederbelebt. Das Bewusstsein erlangte sie jedoch nicht wieder, vielmehr verblieb sie im permanenten vegetativen Status und wurde künstlich über eine Sonde ernährt. Nachdem sie zweieinhalb Jahre in diesem Zustand verbracht hatte, entschlossen sich der Arzt und der zum Pfleger (heute: Betreuer) bestellte Sohn gemeinsam, die Sondenernährung einzustellen und ihr nur noch Tee zu verabreichen; infolgedessen würde der Tod in zwei bis drei Wochen eintreten. Ihre Entscheidung hatte eine vom Sohn wiedergegebene Aussage der Mutter zur Grundlage, die in gesunden Tagen anlässlich einer im Fernsehen von ihr verfolgten Sendung über einen schwerstpflegebedürftigen Patienten eindeutig geäußert hatte, niemals so enden zu wollen.

Der bestellte Pflegedienst folgte der Aufforderung des Arztes und des Sohnes jedoch nicht, vielmehr verständigte der Pflegedienstleiter das Vormundschaftsgericht, das auf dem Weg der einstweiligen Anordnung, später durch Beschluss, die Genehmigung zum Abbruch der Sondenernährung versagte. Arzt und Sohn wurden wegen versuchten Totschlags zu Geldstrafen verurteilt. Nach Revisionseinlegung der Angeklagten hob der Bundesgerichtshof das Urteil jedoch auf und beide Angeklagten wurden schließlich freigesprochen.

Entgegen der Auffassung des Vormundschaftsgerichts kam der Bundesgerichtshof zu einer anderen Bewertung des Falles. Erstmals verkündete das höchste deutsche Strafgericht nicht allein die absolute Verbindlichkeit des direkt geäußerten Patientenwillens, sondern darüber hinaus, dass auch der mutmaßliche Wille des Patienten, eine Behandlung abzulehnen, als verbindlicher Wille des Patienten zu gelten habe. Bis zu diesem Urteil durfte eine lebenserhaltende ärztliche Behandlung nach den Richtlinien zur ärztlichen Sterbehilfe allein dann ihr Ende finden, wenn die Sterbephase bereits eingetreten war. Mit der »Kemptener Entscheidung« erklärte der Bundesgerichtshof, dass ein Therapieabbruch auch dann zulässig und rechtmäßig sei, wenn die Sterbephase noch nicht eingetreten ist. Zudem wurde erstmals auch die Gabe von Flüssigkeit und Nährstoffen mittels einer Sonde als ärztliche Behandlung eingestuft und nicht als zur Pflege gehörig, auch wenn dem Pflegepersonal nach ärztlicher Anordnung die praktische Durchführung der Sondenernährung übertragen wurde. Festgehalten wurde zudem, dass die Anlage einer solchen Sonde einen ärztlichen Eingriff darstellt, der weder gegen den positiv erklärten noch den mutmaßlichen Willen des Patienten vorgenommen werden darf.

Entscheidend ist der erklärte oder mutmaßliche Wille des Patienten

Es ist einleuchtend, dass der Bundesgerichtshof an die Ermittlung des mutmaßlichen Willens, der ein mögliches Weiterleben verhindert, höhere Anforderungen stellt als an einen Behandlungsabbruch im bereits eingetretenen Sterbeprozess. Dieser weist sich nach Auffassung des Gerichts durch drei Merkmale aus: »infaust« (aussichtslos), »irreversibel« (unumkehrbar) und »todesnah«. Eine im Sinne dieser drei Kriterien zulässige Sterbehilfe habe bei der Patientin keineswegs vorgelegen, da das dritte Kriterium, die Todesnähe, fehlte. Es handelte sich also um den Abbruch einer einzelnen lebenserhaltenden Maßnahme, die jedoch als Ausdruck allgemeiner Entscheidungsfreiheit und des Rechts auf körperliche Unversehrtheit statthaft sei.

Dass das Kriterium der »Todesnähe« nicht gegeben sein muss, um einen Behandlungsabbruch zu rechtfertigen, hat keineswegs zur Folge, dass die beiden anderen Kriterien, das der »infausten Prognose« und das der »Irreversibilität«, erfüllt sein müssen, wie die höchstrichterliche Rechtsprechung klargestellt hat. Beide Kriterien lagen zwar im Falle der die »Kemptener Entscheidung« betreffenden Patientin vor, die Entscheidung des Gerichts machte sie aber nicht zur Voraussetzung.

Unmissverständlich macht die Entscheidung des BGH deutlich, dass der Wille des Patienten zum Weiterleben einziges Entscheidungskriterium ist. Während beispielsweise ein Dialysepatient sich jeden Tag im Zustand voller Einsichts- und Willensfreiheit für oder gegen die Fortführung seiner Dialyse entscheiden kann, ist dies einem Bewusstlosen verwehrt. Dem Betreuer oder Bevollmächtigten kommt hier die Aufgabe zu, sich ein Bild davon zu machen, ob die Behandlung noch vom

Willen des Patienten getragen ist oder nicht. Der Betreuer hat Garantenstellung für den Patientenwillen, das heißt, er ist nicht nur berechtigt, sondern verpflichtet, ihn mit allen ihm zur Verfügung stehenden Mitteln durchzusetzen.

Sowohl in einer 2002 getroffenen Entscheidung des Bundesverfassungsgerichts, die die Patientenverfügung einer Angehörigen der Zeugen Jehovas betraf, wie auch an dem spektakulären, die deutsche Öffentlichkeit erschütternden Fall, bei dem eine Zeugin Jehovas eine lebensrettende Transfusion verweigerte, wird deutlich, wie weit die Zurückweisung ärztlicher Maßnahmen und Therapieentscheidungen verfassungsrechtlich gedeckt ist. Im zweiten Fall hatte eine junge Mutter aus Landau nach der Geburt ihres Kindes eine starke Nachblutung erlitten und war transfusionspflichtig geworden. Eine Blutübertragung lehnte sie jedoch strikt ab. Die Ärzte mussten dies respektieren, die Frau starb. In einer Erklärung des Bayerischen Justizministeriums wurde der Öffentlichkeit erläutert, dass sich die behandelnden Ärzte rechtstreu verhalten hatten.

Für Patienten im Wachkoma – und ein solches lag auch im Falle der »Kemptener Entscheidung« vor – bedeutet dies, dass dem eindeutig erklärten oder mutmaßlichen Willen eines Patienten hinsichtlich einer Weiterführung oder eines Abbruchs lebenserhaltender Maßnahmen unbedingt Folge zu leisten ist. Liegt weder ein erklärter Wille vor noch ist ein mutmaßlicher Wille glaubhaft und plausibel darzustellen, dürfen »allgemeine Wertvorstellungen« zur Entscheidungsfindung herangezogen werden. Im Falle von Patienten im Wachkoma ist die Annahme, dass kaum ein Mensch in diesem Zustand im Leben gehalten werden möchte, nicht unbegründet. Dieses Faktum ist ein starkes Argument dafür, dass bei nicht ermittelbarem Willen eines definitiv diagnostizierten Wachkomapatienten es ethisch gerechtfertigt ist, in dieser Lage lebenserhaltende Maßnahmen abzubrechen. Dies gilt besonders dann, wenn eine verkomplizierende Erkrankung hinzukommt, wie zum Beispiel eine Lungenentzündung oder ein Nierenversagen.

Bilanziert man die bisherige bundesdeutsche Rechtsprechung, so ist festzuhalten, dass ein Patient auch bei Aussicht auf jahrelanges Weiterleben, so im Wachkoma gegeben, jede ärztliche Behandlung ablehnen darf, weil die Kriterien ihrer Ablehnung allein der betroffene Mensch festlegt.

Nach Auffassung des Autors wirft auch der Zustand minimalen Bewusstseins bei nicht ermittelbarem Patientenwillen die Frage auf, ob die alleinige Wiedererlangung des Bewusstseins ohne die Möglichkeit der Kommunikation und die Aussicht auf ein Minimum an Selbstständigkeit ein vertretbares Behandlungsziel im Sinne bloßer Lebensverlängerung darstellt. (Der Autor würde für sich selbst diese Frage verneinen.)

Welche Entscheidung auch immer in einer solchen Situation zustande kommt, wünschenswert ist, dass diejenigen, die über den Abbruch oder die Weiterführung lebenserhaltender Maßnahmen letztlich entscheiden, nach bestem Wissen und Gewissen eine einvernehmliche Entscheidung herbeiführen, die dem erklärten oder mutmaßlichen Willen des Patienten genügt.

Fortgeschrittene Demenz

Die Demenz ist eine Erkrankung des Gehirns, die bis heute weder heilbar ist, noch ist ihr sicher vorzubeugen. Sie ist gekennzeichnet durch einen fortschreitenden Abbau bestimmter Hirnstrukturen und den unaufhaltsamen Schwund geistiger Fähigkeiten, bis hin zum Verlust von Unabhängigkeit und Selbstbestimmung. In Deutschland sind derzeit etwa 1,6 Millionen Menschen von einer Demenz betroffen.

Das Spätstadium der Demenz weist zumeist charakteristische Symptome auf: Bettlägerigkeit, Apathie, völlige Kommunikationsunfähigkeit (oftmals Stummheit), Schluckunfähigkeit und wiederholte Infektionen (insbesondere von Lunge und Blase). Treffen mehrere dieser Symptome zusammen, beträgt die Lebenserwartung selten mehr als sechs Monate.

Behandlung und Pflege von Patienten mit fortgeschrittener Demenz ist eine Domäne psychosozialer Versorgung und palliativer Medizin. Sie stellt an Aufmerksamkeit und Einfühlungsvermögen der Angehörigen, Behandler und Pflegekräfte höchste Anforderungen, weil die Kranken mehr oder weniger kommunikationsunfähig sind und nahezu ständiger Aufsicht bedürfen.

Was ist unter Demez zu verstehen?

Der Begriff »Demenz« leitet sich aus dem Lateinischen ab: *de* = weg von (etwas); *mens* = Verstand, Sinn. Wörtlich also: Demenz = »weg vom Verstand/Sinn« beziehungsweise »Unverstand«.

Die Krankheit Demenz bezeichnet einen Komplex erworbener, mit dem Alter zunehmender und zumeist fortschreitender Krankheitserscheinungen (Symptome), die mit dem Verlust intellektueller Fähigkeiten einhergehen. Sie umfassen Gedächtnis- und Erinnerungsvermögen, sprachlichen Ausdruck, koordiniertes Handeln, Orientierungsvermögen in Raum und Zeit, das Vermögen, Objekte zu erkennen und abstrakt zu denken: Die Aufrechterhaltung sozialer Beziehungen und die Arbeitsfähigkeit des betroffenen Menschen werden fortschreitend beeinträchtigt und erlöschen schließlich vollständig. Im Vollbild einer dementiellen Erkrankung verliert der Kranke letztlich seine Unabhängigkeit und die Fähigkeit zur Selbstbestimmung. Damit gehört die Demenz, zumal ihr Spätstadium, zweifellos zu den verheerendsten Zuständen, in die ein Mensch – und mit ihm seine Angehörigen und sein soziales Umfeld – geraten kann.

Demenz – eine Domäne palliativer Medizin und Versorgung

Im Unterschied zu Tumorerkrankungen, die oftmals einer Lebensverlängerung durch eine Behandlung – wenige sogar einer Heilung – zugänglich sind, ist eine effektive Behandlung der Ursache(n) einer Demenzerkrankung bis heute nicht möglich, was gleichbedeutend ist mit der Tatsache, dass das Fortschreiten der Erkrankung (gegenwärtig) nicht beeinflussbar ist. Der schließlich eintretende Tod ist nicht eine direkte Folge des dementiellen Prozesses, es sind vielmehr gewisse unausweichliche Begleit- und Folgeerkrankungen (zum Beispiel Lungenentzündung), die ihn herbeiführen. Damit sind die Demenzerkrankungen eine Domäne psychosozialer und palliativer Versorgung und Behandlung, deren Qualität gerade in ihren Spätstadien für eine menschliche Versorgung und das Wohlbefinden der Kranken von hoher Bedeutung ist.

Die Diagnose einer Demenz erlaubt eine Einteilung in Stadien, die dem Auftreten charakteristischer Krankheitserscheinungen folgt. Die Demenzforschung der letzten Jahre hat ergeben, dass man gerade das Finalstadium der Demenz mit hoher Sicherheit diagnostizieren und die noch zu erwartende Lebenszeit mit großer Wahrscheinlichkeit voraussagen kann. Indes verfügt noch immer nur ein geringer Teil der Ärzteschaft und professioneller Versorgungseinrichtungen für Demenzkranke wie auch ihre Angehörigen über dieses Wissen, sodass ein großer Teil der Patienten im Spätstadium einer Demenz keine adäquate palliative Versorgung erfährt. Nicht selten sind sie vielmehr belastenden Therapien und lebensverlängernden Eingriffen ausgesetzt, die das Wohlergehen in ihrer letzten Lebensphase erheblich mindern.

Häufigkeit und Lebenserwartung

Die Versorgung und Behandlung dementiell erkrankter Menschen gehört heute – mehr noch in der Zukunft – zu den größten Herausforderungen der westlichen Gesellschaften. Weltweit sind nach Schätzungen der WHO derzeit etwa 46 Millionen Menschen von diesem Leiden betroffen; in Deutschland leben gegenwärtig 1,6 Millionen Demenzkranke, zwei Drittel von ihnen sind von der Alzheimer-Demenz betroffen. Da das Lebensalter der Hauptrisikofaktor für das Auftreten einer Demenz ist und die Lebenserwartung generell weiter zunimmt, kommt es zu weit mehr Neuerkrankungen als Sterbefällen von bereits Erkrankten: Jahr für Jahr nimmt die Zahl der Demenzkranken daher allein in Deutschland um circa 40 000 zu. Bis zum Jahr 2050 wird sich ihre Zahl – sofern kein Durchbruch in Prävention und Therapie gelingt – auf rund drei Millionen erhöhen.

Die Häufigkeit dementieller Erkrankungen steigt mit dem Lebensalter steil an. Vor dem fünfundsechzigsten Lebensjahr sind sie eher selten und machen nur fünf Prozent aller Erkrankungsfälle aus, bei denen dann zumeist eine erbliche Komponente eine Rolle spielt. In der Altersgruppe der fünfundsechzig- bis neunundsechzigjährigen Menschen sind etwa ein Prozent betroffen, danach verdoppelt sich die Krankenziffer im Abstand von fünf Jahren. Mit etwa 40 Prozent unter den Neunzigjährigen erreicht sie ihr Maximum.

Nach Erhebungen der WHO haben fünfundsechzigjährige (oder ältere) Patienten nach Stellung der Diagnose Demenz eine mittlere Überlebenszeit von drei bis neun Jahren, wobei Überlebenszeiten von bis zu 20 Jahren vorkommen. Laut WHO durchleben Demenzkranke das Frühstadium ihrer Erkrankung (Vergesslichkeit, Sprachschwierigkeiten, Stimmungsschwankungen) während der ersten beiden Jahre nach Diagnosestellung, das fortgeschrittene Stadium (Schwierigkeiten bei der Bewältigung der täglichen Lebensaktivitäten, zunehmende Desorientierung und Artikulationsprobleme) im Verlauf der folgenden drei Jahre und das Spätstadium (Inaktivität, komplette Hilflosigkeit, Verwirrtheit und Abhängigkeit) ab dem sechsten Jahr nach Beginn ihrer Erkrankung.

Demenz – kein einheitliches Krankheitsbild

Einer Demenz können verschiedene Krankheiten des Zentralnervensystems (Gehirns) oder Krankheiten mit Auswirkungen auf dasselbe zugrunde liegen. Sie sind zu einem kleineren Teil heilbar und damit umkehrbar (reversibel), zum weitaus größeren Teil jedoch sind sie unumkehrbar (irreversibel) und zeigen einen fortschreitenden Verlauf.

Zu den Erkrankungen, die mit dementiellen Symptomen einhergehen können und/oder potentiell umkehrbar sind, gehören beispielsweise Kopfverletzungen, Stoffwechselerkrankungen, Infektionen des Zentralnervensystems, Multiple Sklerose, Störungen des Wasser- und Salzhaushaltes, Vergiftungen (Alkohol, Schwermetalle, Kohlenmonoxid und andere), Vitamindefizite (B12, B6, B1), Medikamentennebenwirkungen, Zustände nach Wiederbelebung oder psychiatrische Krankheitsbilder.

Zu den unumkehrbaren Demenzerkrankungen – und um diese allein geht es hier – gehört die große und heute ganz im Vordergrund stehende Gruppe der mit Hirnabbauprozessen einhergehenden (neurodegenerativen) Erkrankungen. Die bei Weitem häufigste ist die Alzheimersche Erkrankung, gefolgt von der vaskulären (durch Gefäßveränderung bedingten)

Demenz, der Parkinson'schen Erkrankung und der Stirn-Schläfenlappen-Demenz (Frontalhirndemenz) sowie einigen seltener auftretenden Demenzformen wie dem Veitstanz (Chorea Huntington). Die einzelnen Demenzformen werden weiter unten erläutert.

Risikofaktoren und Prävention

Trotz ihrer Zunahme mit fortschreitendem Alter sind Demenzerkrankungen kein unausweichliches Altersschicksal. Bei Weitem nicht alle Neunzigjährigen entwickeln eine Demenz mit entsprechenden Hirnveränderungen. Andererseits haben Sektionsstudien ergeben, dass hochaltrige Menschen in einem Drittel der Fälle zwar Alzheimer-typische Hirnveränderungen aufweisen, jedoch keinesfalls geistige Ausfallserscheinungen.

Dies weist darauf hin, dass gewisse kompensatorische Faktoren, wie beispielsweise der Erhalt der Herz-Kreislauf-Gesundheit, ein hoher Bildungsgrad, geistige Aktivität, soziales Engagement und anderes mehr zu einer »geistigen Reserve« verhelfen können, die Menschen in die Lage versetzt, gewisse demenztypische pathologische Hirnveränderungen zu tolerieren und auszugleichen, selbst bei einer genetischen Vorbelastung für eine dementielle Erkrankung.

Die Demenzen, einschließlich der Alzheimer-Krankheit, sind multifaktorielle Erkrankungen, die auf einem Zusammenspiel genetischer und umweltbedingter Einflüsse im Lauf der Lebenszeit beruhen. Höheres Lebensalter und gehäuftes familiäres Vorkommen von Demenz sind die bedeutendsten und zugleich unbeeinflussbaren Risikofaktoren; auch deshalb existiert eine sichere Prävention bis heute nicht. Erheblichen

Einfluss auf ihre Entstehung haben jedoch auch zahlreiche beeinflussbare Risikofaktoren: Die wichtigsten unter ihnen sind Arteriosklerose, Bluthochdruck, Diabetes, erhöhte Blutfettwerte und Übergewicht. Nachgewiesen ist zudem der negative Einfluss von Bewegungsmangel, Rauchen und ein Defizit an bestimmten B-Vitaminen. Auch Depression stellt einen Risikofaktor dar.

Den Risikofaktoren gegenüber stehen Einflüsse, die einen gewissen Schutz vor Demenzerkrankungen bieten. Hierzu gehören insbesondere psychosoziale Faktoren wie ein hoher Bildungsgrad und ein hoher sozioökonomischer Status, geistige Anstrengung und Herausforderung, soziale Vernetzung und soziales Engagement, darüber hinaus körperliche Bewegung und mäßiger (!) Alkoholkonsum. Manches spricht auch für die Schutzwirkung einer mediterranen Diät mit einem hohen Anteil ungesättigter Fettsäuren sowie eine Kost mit hohem Vitamin-B-Gehalt. Unter den Medikamenten scheint neben den Blutfett senkenden besonders den Bluthochdruck senkenden Mitteln eine positive Wirkung zuzukommen.

Behandlung

Was für die Prävention dementieller Erkrankungen gilt, trifft auch für ihre Behandlung zu: Eine wirksame, den Verlauf der Krankheit verzögernde oder gar heilende Behandlung gibt es noch nicht. Eine solche zu finden ist die gegenwärtig vielleicht gewaltigste Herausforderung der weltweiten biomedizinischen Forschung, die seit Jahren zahlreiche Pharmaka in Studien getestet hat und weiterhin untersucht. Doch alle bisher auf dem Markt befindlichen sogenannten »Antidementiva« (Donepezil, Galantamine, Rivastigmine und Memantine) konnten bisher nicht überzeugen. Sie sind zwar in allen europäischen Ländern für die symptomatische Behandlung der Alzheimer-Demenz zugelassen und verschreibungsfähig, die mit ihnen erzielten therapeutischen Fortschritte jedoch sind kaum von Belang.

Formen der Demenz

Alzheimersche Demenz

Sie ist nach ihrem Entdecker, dem ungarischen Pathologen Alois Alzheimer, benannt und die bei Weitem häufigste der neurodegenerativen Demenzen. Etwa 60 Prozent aller dementen Patienten sind von ihr betroffen. Weitere 15 Prozent leiden an einer Kombination von Alzheimer-Demenz und einer der anderen Demenzformen.

Die Diagnose der Alzheimer-Demenz beruht auf dem Vorhandensein verschiedener Denkstörungen, allen voran Störungen des Gedächtnisses und wenigstens einem anderen kognitiven Defizit (der Sprache, des Wahrnehmens und Erkennens oder des zweckmäßigen Handelns). Für die Diagnose Demenz müssen derartige Störungen einen Schweregrad aufweisen, der soziale Interaktion und Arbeitsfähigkeit unverkennbar beeinträchtigt und eine deutliche Verschlechterung gegenüber vormaligem Verhalten und Funktionsstatus des Kranken darstellt. Der Verlauf dieser Demenzform ist gekennzeichnet durch einen allmählichen Beginn und kontinuierliche Verschlechterung, wobei sichergestellt sein muss, dass andere Ursachen für eine dementielle Entwicklung ausgeschlossen sind, wie beispielsweise ein Schlaganfall. Streng genommen bleibt die Diagnose jedoch immer eine vorläufige, denn sie kann nur durch eine postmortale, feingewebliche Untersuchung des Gehirns gesichert werden.

Auf die feingeweblichen Befunde soll hier nur oberflächlich eingegangen werden: Bei der Alzheimer-Demenz finden sich im Hirngewebe charakteristische »senile« Schollen und Fibrillenknäuel, die spezifische Proteine (Beta-Amyloid und Tau-Protein) enthalten, denen bei der Krankheitsentstehung eine zentrale Rolle zukommen soll. Bei einer kleinen Untergruppe von Alzheimerpatienten spielen auch gewisse Chromosomenmutationen eine Rolle, die in den Amyloidstoffwechsel eingreifen, der wiederum zu einer Schädigung und letztlich zum Absterben bestimmter Nervenzellen führt.

Gefäßbedingte (vaskuläre) Demenz

Diese Demenzform hat ihre Ursache in verschiedenartigen Erkrankungen der Blutgefäße des Gehirns. Arteriosklerotisch veränderte Blutgefäße und Embolien können zur Verengung oder gar zum Verschluss der das Gehirn versorgenden großen Blutgefäße führen (Schlaganfall/Hirninfarkt); treten solche Ereignisse mehrfach hintereinander auf, kann eine sogenannte »Multiinfarktdemenz« die Folge sein. Eine vaskuläre Demenz kann jedoch auch auf dem Verschluss kleiner Gefäße oder Blutungen in das Hirngewebe beruhen, für die ursächlich ein oftmals über lange Jahre bestehender unbehandelter oder nicht ausreichend behandelter Bluthochdruck verantwortlich ist.

Frontalhirndemenz (»Picksche Erkrankung«)

Sie betrifft die vorderen Hirnanteile, etwa zehn Prozent aller dementiell Erkrankten sind von ihr betroffen. Neuropathologisch ist sie charakterisiert durch sogenannte »Pick'sche Körperchen«, die sich in bestimmen Nervenzellen finden, sowie durch eine ballonartige Auftreibung derselben. Bildgebende Verfahren zeigen regelmäßig eine Schrumpfung (Atrophie) der vorderen Hirnanteile.

Im Vordergrund der Erkrankung stehen komplexe Persönlichkeitsveränderungen, die eine Enthemmung des Verhaltens, den Verlust des Selbstbewusstseins und der Fähigkeit, sozialen Kontakt aufzunehmen, einschließen. Weitere Merkmale sind Antriebsarmut bis hin zur völligen Teilnahmslosigkeit, Störungen der Impulskontrolle und der Analyse- und Kritikfähigkeit.

Charakteristika und Symptome fortschreitender Demenz

Während sich die verschiedenen Demenzen in den Anfangsstadien oft noch voneinander abgrenzen lassen, trifft dies für die fortgeschrittenen und Spätstadien nicht mehr zu. Gemein ist ihnen der immer krasser zutage tretende Verlust der Unabhängigkeit, letztlich bis zur völligen Hilflosigkeit und Abhängigkeit von der sozialen Umgebung.

Muster des fortschreitenden Verlustes der höheren Hirnfunktionen

Im Frühstadium stehen der Verlust des Kurzzeitgedächtnisses und der räumlichen Orientierung im Vordergrund. Auch kommt es zu mehr oder weniger auffälligen Persönlichkeitsveränderungen. Im weiter fortgeschrittenen Stadium zeigen sich Sprachprobleme, die Unfähigkeit, mit Gegenständen umzugehen und »Werkzeug« zu gebrauchen. Zunehmend treten Verwirrtheits- und Unruhezustände sowie Schlafstörungen auf. Schwere Erkenntnis- und Verständnisstörungen stellen sich ein. Die Fähigkeit, die Basisaktivitäten des täglichen Lebens zu bewältigen, geht zusehends verloren. Oftmals werden Hilfs- und Pflegeangebote von Angehörigen und Pflegekräften brüsk zurückgewiesen.

Im Endstadium schließlich erlöschen auch Ansätze geordneter Kommunikation; manche Kranken verstummen, selbst Augenkontakt unterbleibt.

Dieser Verlauf wird oftmals mit einer umgekehrten kindlichen Entwicklung verglichen: Die höheren Funktionen erlöschen als Erste, die einfachen erst gegen Ende der Erkrankung.

Verlust funktionalen Handelns

Im Anfangsstadium der Erkrankung lässt die Fähigkeit instrumentellen Handelns schleichend nach. In dem Maße, in dem Demenzkranke Erinnerung und Hilfe bei der Bewältigung alltäglicher Aktivitäten benötigen, geht die Krankheit ins fortgeschrittene Stadium über. Gegenstände können dann oft nicht mehr sinnvoll gebraucht werden, die Fähigkeit, Speisen zu sich zu nehmen – nur mit den Fingern! –, ist meist noch erhalten. Schwere motorische Defizite kündigen das Terminalstadium an: Die Kranken können nicht mehr selbstständig essen und auch das Gehen ohne Hilfe wird zusehends unmöglich. Ein kleinschrittiger Gang stellt sich ein, die Knie werden eng beieinandergehalten, die Sturzgefahr nimmt zu. Blasen- und Darminkontinenz sind in diesem Stadium die Regel. Wenn das Gehen auch mit Hilfe nicht mehr möglich ist, ist die Terminalphase erreicht. In diesem Stadium treten Schluckschwierigkeiten hinzu; Erstickungsanfälle häufen sich, Nahrung gelangt in die Luftröhre und Lungen, was seinerseits zu Lungenentzündungen führt.

Allgemeine chronische und begleitende Erkrankungen

Eine Assoziation von Demenzerkrankungen und anderen körperlichen Krankheiten existiert nicht: Menschen mit Demenz können sich alle Krankheiten zuziehen, die auch den normalen Alterungsprozess bei Nichtdementen begleiten. Einige Krankheiten treten jedoch bei Demenzkranken häufiger auf, besonders im Spätstadium. Hierzu gehören neurologische Komplikationen wie Parkinsonismus und Krampfanfälle, Infektionen, Mangelernährung, Rippenbrüche wegen häufiger Stürze und Druckgeschwüre wegen Bewegungsmangel.

Neurologische Komplikationen

Hierzu zählen Parkinsonismus, Schlaganfall, unwillkürliche Muskelzuckungen (Myoklonus) und Krämpfe. Parkinsonismus zeigt sich hauptsächlich in Bewegungsverlangsamung (nicht Bewegungsarmut!) und in einer gesteigerten Grundspannung der Muskulatur (Rigor). Parkinsonismus kann jedoch auch die Folge der Gabe von Medikamenten (Neuroleptika) sein, die Demenzkranken bei Unruhezuständen häufig verabreicht werden. Schlaganfälle sind bei Demenzkranken häufiger, weil Amyloid (pathologische Eiweiße) nicht allein in bestimmten Hirnarealen auftritt, sondern auch in den Wänden der Hirnarterien, was zum Gefäßverschluss führen kann. Unwillkürliche Muskelzuckungen und Krämpfe sind häufige neurologische Komplikationen, die mit fortschreitender Demenz zunehmen.

Infektionen

Die häufigsten Infektionen bei Demenzpatienten betreffen die Harnwege, die oberen und unteren Atemwege, Haut und Unterhaut, den Darmtrakt und die Augen. Generalisierte Infektionen führen am häufigsten zum Tod, angeführt von der Lungenentzündung, die das Lebensende in mehr als 60 Prozent der Fälle herbeiführt. Die Empfänglichkeit von Demenzpatienten für Infektionen hat mehrere Gründe: Manche Patienten entwickeln eine verminderte Immunantwort, Harnwegsinfekte werden durch Inkontinenz und Blasenkatheter begünstigt, Atemwegsinfekte durch Verschlucken (Aspiration) von Nahrung in die Luftwege.

Generalisierte Infektionen bei fortgeschrittener Demenz antibiotisch zu behandeln ist ihrer wiederkehrenden Natur wegen problematisch. Insbesondere bei bettlägerigen oder immobilen Patienten verlängert die Gabe von Antibiotika die Überlebenszeit nicht. Wohlbefinden für die Kranken ist auch auf andere Weise zu erreichen, zum Beispiel mit Schmerz- und fiebersenkenden Mitteln oder der Gabe von Sauerstoff. Hinzu kommen die zum Teil belastenden Nebenwirkungen einer Antibiotikatherapie wie Durchfall und allergische Reaktionen sowie Blutabnahmen und andere diagnostische Tests.

Gewichtsabnahme und Mangelernährung

Demenzpatienten verlieren oftmals an Gewicht, nicht selten schon Jahre vor der Diagnose ihrer Erkrankung. Verminderte Nahrungsaufnahme bei allein lebenden Kranken ist eine Ursache: Der Kranke ist nicht in der Lage, Nahrungsmittel als solche zu erkennen; eine gleichzeitig bestehende Depression führt zu Appetitminderung; er kann nicht mehr mit Besteck und Kochutensilien umgehen; es bestehen Schwierigkeiten zu schlucken. Eine weitere Ursache besteht in verstärktem Energiebedarf, einer Folge von Ruhelosigkeit und erhöhter Muskelspannung. Zunehmender Schwund der Muskulatur, zumal bei Bettlägerigkeit, ist ein weiterer Grund für Gewichtsverlust. Dieser ist bei Dementen nicht unbedingt ein Anzeichen gesundheitlicher Gefährdung; für sich genommen geht er nicht mit einer erhöhten Häufigkeit von Begleiterkrankungen einher. Gewichtsverlust bei anhaltender Bettlägerigkeit jedoch ist ein Zeichen nahenden Todes.

Künstliche Ernährung

Es gilt heute als gesichert, dass die Zufuhr von Nahrung und Flüssigkeit über eine Ernährungssonde bei fortgeschrittener Demenz dem Patienten keinerlei Gewinn bringt: Weder beugt sie einer Lungenentzündung durch Aspiration (Verschlucken von Nahrung in die Atemwege) vor noch vermindert sie die Häufigkeit anderer Infektionen. Im Gegenteil, sie fördert eher das Auftreten von Infektionen auf vielerlei Weise, unter anderem verursacht sie nicht selten Entzündungen des Mittelohrs und der Nasennebenhöhlen oder solche im Bereich der Sondeneintrittsstelle in der Bauchwand (Abszesse, Zellulitis). Zahlreiche Studien haben zudem ergeben, dass die Ernährung über eine Sonde weder einer Unterernährung vorbeugt noch die Lebenserwartung erhöht. Sie birgt vielmehr zahlreiche Risiken und Belastungen für den Patienten: Oftmals muss er fixiert werden, da er die Sonde zu entfernen versucht; auch beraubt sie ihn der Geschmackserfahrung sowie des Kontakts und der Zuwendung der ihn fütternden Person. Somit ist bei fortgeschrittener Demenz generell auf die Anlage einer Ernährungssonde zu verzichten oder eine bereits stattfindende Sondenernährung abzubrechen, wie es auch die Leitlinien der Deutschen Gesellschaft für Geriatrie vorsehen.

Schmerz begleiten – wie bei jedem Menschen – neben zahllosen Krankheiten auch akute, bei Demenzkranken häufige Symptome, wie zum Beispiel Verstopfung, Harnverhalt oder ein (unerkannter) Knochenbruch. Dennoch sind auch bei Dementen die häufigsten Schmerzursachen chronische Erkrankungen. Schmerzen aufgrund von Gelenkerkrankungen (Arthrosen), Nervenschädigungen, Osteoporose oder einer Krebserkrankung kommen häufig vor und werden oftmals nicht ausreichend behandelt, weil Demenzkranken die Fähigkeit abgeht, sie verbal auszudrücken. (Untersuchungen haben ergeben, dass mehr als 50 Prozent aller Demenzpatienten im Finalstadium ihrer Erkrankung unter Schmerzen leiden.) Sorgfältige Beobachtung und die richtige Einschätzung von Zeichen des Unwohlseins der Kranken sind deshalb unverzichtbar. Schmerzen sollten »aggressiv« angegangen werden, wenn nötig mit Opiaten.

Verstopfung ist wie bereits erwähnt ebenfalls häufig und kann unbehandelt den Tod herbeiführen. Osmotische – den Einstrom von Wasser in den Darm begünstigende – Abführmittel sollten neben einer Diät, die reich an Schlackenstoffen ist, zur Behandlung eingesetzt werden. Druckgeschwüren sollte, besonders bei bettlägerigen Patienten, durch häufiges Wenden, vorgebeugt werden.

Psychiatrische Symptome und Widerstand gegen Behandlung

Die Behandlung psychiatrischer Symptome ist für die Aufrechterhaltung der Lebensqualität bei Patienten mit fortgeschrittener Demenz von ähnlicher Bedeutung wie die Schmerzbehandlung von Menschen mit einer finalen Tumorerkrankung. Manche dieser Symptome haben körperliche Ursachen, manche sind umgebungsbedingt. Oftmals sind sie auch in misslungener Interaktion zwischen Krankem und Pflegeperson (oder Arzt) zu suchen, nicht selten sind sie dem dementiellen Prozess selbst geschuldet.

Dafür zu sorgen, dass die Umgebungsbedingungen des dementen Patienten keinen Stress verursachen – zum Beispiel Lärm, Raumtemperatur, Hunger und Durst ihn nicht belasten –, ist eine wichtige Voraussetzung für sein Wohlbefinden. Eine noch schwerer wiegende Einschränkung erfährt Letzteres durch nicht erkannten oder unzureichend behandelten Schmerz, der bei mehr als der Hälfte aller Dementen im Spätstadium ihrer Erkrankung auftritt.

Zwei Verhaltensmuster sind es, die als Reaktionsbildung des Dementen bei Versorgungsmängeln im Vordergrund stehen: Widerstand gegen Behandlung und Versorgung sowie Unruhezustände und Apathie.

Üblicherweise werden Demenzpatienten, die sich der Versorgung und Behandlung widersetzen, als »aggressiv« etikettiert. Tatsächlich sind sie ebendies nicht; vielmehr verstehen sie die Notwendigkeit nicht, versorgt zu werden. Sie verteidigen sich und schlagen beispielsweise um sich, wenn sie gebadet oder zu Bett gebracht werden. Solchem Verhalten kann und muss vorgebeugt werden durch angemessenere Kommunikation, eine veränderte Versorgungsstrategie oder die Schaffung eines entspannten Umfeldes, das sich als sogenanntes »Snoezelen« der Umgebungsgestaltung mittels angenehmer Musik und Farben bedient (»Snoezelen« ist eine aus dem Holländischen stammende Wortschöpfung aus den beiden holländischen Verben *snuffelen* = »kuscheln« und *doezelen* = »dösen«. Man versteht darunter den Aufenthalt in einem gemütlichen, angenehmen Raum bei leiser Musik, angenehmen Gerüchen und anderem. Snoezelen dient immer, nicht allein bei Demenzpatienten, der Entspannung und Förderung des Wohlbefindens.)

Unruhezustände (Agitiertheit) und Teilnahmslosigkeit (Apathie) sind oftmals Begleiterscheinungen des dementiellen Prozesses selbst. Agitiertheit verweist auf unangenehme innere oder äußere Reizzustände des Kranken, die vielfach auch bestehen bleiben, wenn die vermeintlich sie bedingenden Ursachen beseitigt sind. Apathisches Verhalten ist auf Störungen der Hirndurchblutung zurückzuführen und nicht mit einer Depression zu verwechseln.

Apathie und Agitation treten oft bei ein und demselben Patienten auf. Medikamentös sollen sie nicht angegangen werden, da sedierende Arzneimittel zur Behandlung agitierter Zustände apathisches Verhalten verschlimmern können und umgekehrt. Sinn- und gehaltvolle Aktivitäten körperlicher wie kognitiver Art haben sich als gute Vorgehensweisen bei beiden Zuständen erwiesen.

Selbstbestimmung und fortgeschrittene Demenz

Die Lebensqualität eines Demenzkranken möglichst lange auf bestmöglichem Niveau zu halten – unter Berücksichtigung seines Willens zur richtigen Zeit das Angemessene zu tun und das Unangemessene zu unterlassen – stellt Angehörige, Ärzte und Pflegekräfte vor Herausforderungen, die größer nicht sein könnten. Der fortschreitende Hirnabbauprozess, der sprachliche Mitteilungen und sinnvolle Kommunikation zunehmend einschränkt und schließlich unmöglich macht, führt zu einer zunehmenden Einschränkung der Selbstbestimmungs- und Einwilligungsfähigkeit des Demenzkranken. Gerade im fortgeschrittenen Stadium ist seine Umgebung auf nonverbale Kommunikation und Beobachtungen angewiesen, um Lebenszufriedenheit und Symptomfreiheit so weit und so lange wie möglich zu gewährleisten. Zumal im Finalstadium der Demenz kann es immer wieder zu Situationen kommen, in denen der Respekt vor der Selbstbestimmung des Kranken sich mit der Pflicht zur Fürsorge, Hilfeleistung und Gefahrenabwehr nicht (kaum) vereinbaren lässt. So werden nicht selten über den Kopf des Dementen hinweg Entscheidungen getroffen, die seine persönliche Freiheit berühren (zum Beispiel Fixierung, künstliche Ernährung). Sie dienen keineswegs immer seinem Wohl, sondern orientieren sich, wie die Erfahrung zeigt, allzu oft an einer Verringerung des Betreuungsaufwands.

Grundsätzlich gilt, dass auch Demenzkranke einen Anspruch auf Achtung und Schutz ihres Selbstbestimmungsrechts haben, auch wenn sie je nach Krankheitsstadium unter Kompetenzdefiziten leiden, die ihre Fähigkeit, informierte Entscheidungen zu treffen und zu kommunizieren, mehr oder weniger einschränken. Das Motto: »Entweder ist ein Patient autonom und einwilligungsfähig oder er ist es nicht« mag zwar dem ärztlichen und juristischen Wunsch nach Eindeutigkeit und Rechtssicherheit entsprechen, geht aber an der Realität der Kranken vorbei. Autonomie unter Demenzbedingungen ist also nicht als etwas Absolutes zu verstehen, sondern als etwas Relatives oder Graduelles.

Für das Verhältnis von Autonomie und Fürsorge bedeutet dies, insbesondere dann, wenn keine Patientenverfügung vorliegt, dass beide – nach Art kommunizierender Röhren – miteinander in Wechselwirkung stehen, so schwer es auch sein mag, in einer gegebenen konfliktreichen Versorgungssituation das »Richtige« zu tun. »Wem wirklich am Wohl des anderen liegt, darf dessen Willen nicht missachten. Wer wirklich die

Autonomie des anderen achten will, dem kann auch dessen Wohl nicht gleichgültig sein«, so die Medizinethikerin Theda Rehbock.

Ein gewisser Ausweg aus dieser heiklen Lage ist durch eine in gesunden Tagen verfasste Patientenverfügung möglich, die in einer zusätzlichen Erklärung die Möglichkeit einer künftigen dementiellen Erkrankung miteinbezieht. Die Medizinrechtler Wolfgang Putz und Beate Steldinger empfehlen eine Ergänzung zur Patientenverfügung, die im Anhang abgedruckt ist.

Die letzten Tage und Stunden

Eine Definition der Sterbephase oder eine individuelle Prognose, wann das Leben eines Menschen im Finalstadium seiner Erkrankung in die unmittelbare Sterbephase übergeht, ist aufgrund der Einzigartigkeit jedes Krankheitsverlaufs nicht möglich, zumal das Lebensende oftmals auch medizintechnisch (zum Beispiel Sondenernährung, Beatmung) beeinflusst wird. Dafür, dass der natürliche Sterbeprozess eingesetzt hat, gibt es jedoch charakteristische Anzeichen. Hierzu gehören: verstärkte Gewichtsabnahme, Schwächung und Bettlägerigkeit; fortschreitende Bewusstseinstrübung oder Verwirrtheit; flacher werdende Atmung; Zurückweisung von Speisen und Getränken; sinkender Blutdruck; versiegende Urinausscheidung und Auftreten schwerer Komplikationen wie Magenbluten und Lungenentzündung.

Schwierigkeit einer Definition der Sterbephase

Bei einem Sterbevorgang hat man es in der Regel mit einem differenzierten fortschreitenden Geschehen zu tun, das oftmals medizintechnisch beeinflusst ist (zum Beispiel künstliche Beatmung, Sondenernährung) und gerade deshalb sehr unterschiedlich verlaufen kann. Wenn man zudem miteinbezieht, dass das Leben eines jeden Menschen auch als ein unmerklich sich vollziehendes Sterbegeschehen betrachtet werden kann, so liegt es in der Natur des – eigentlichen – Sterbeprozesses, dass man ihn nicht definieren kann; eine klare Grenze, die den Beginn der Sterbephase anzeigt, gibt es nicht. Sicher ist allein, dass sie mit dem Tod endet. Auch der Versuch, Charakteristika oder Eigenschaften der Sterbephase beziehungsweise ihres Beginns zu benennen, bleibt unbefriedigend: Man kann einen ungefähren Zeitraum angeben, der Bedingung ist für den Sterbeprozess und ihn kennzeichnet – Tage, Wochen, Monate –, allerdings nur rückblickend. Der unwiederbringliche Verlust gewisser Organfunktionen, der sich, wie beispielsweise das Gehör, schon im jungen Erwachsenenalter einstellt, hilft ebenfalls nicht weiter. Deutlich wird dies bei den sich nicht selten über Jahrzehnte erstreckenden, dementiellen Herz-Kreislauf- oder Lungenerkrankungen: Die Patienten mögen über viele Jahre mehr oder weniger schwerkrank sein, sie sind jedoch keinesfalls im Sterbeprozess. So bleibt die häufig zu hörende Eingrenzung des Sterbeprozesses: »In der Medizin beginnt der Sterbeprozess, wenn die elementaren Körperfunktionen unaufhaltsam versagen und keine medizinische

Maßnahme mehr Erfolg verspricht« allenfalls eine pragmatische Annäherung an den Versuch, den Beginn des Sterbeprozesses und ihn selbst zu definieren.

Dass es an einer solchen allgemeinen Definition aufgrund der hoch individuellen Natur der Sterbephase mangelt, ist indes kein Nachteil, weil es immer – wie bei jeder Erkrankung – um den einzelnen Menschen geht, und dies nimmt sein Sterben nicht aus. In einem ersten Schritt sollte deswegen der Verlauf der Erkrankung, ihre objektive Ausdehnung (zum Beispiel Metastasen) und das von ihr verursachte subjektive Leiden gemeinsam von Patient, Angehörigen, Pflegenden und Arzt zur Grundlage einer individuellen Prognose werden. Sodann sollte in der Begleitung, Versorgung und Behandlung des sterbenden Menschen sein Wille und Wunsch – soweit er sich selbst (noch) äußern kann oder dies zuvor in Form einer Patientenverfügung oder auf andere Weise kundgetan hat – zum Maßstab allen Handelns und Entscheidens werden.

Anzeichen des bevorstehenden Lebensendes

Wenn es keine Definition und somit keine Voraussage der Sterbephase gibt, so gibt es doch Anzeichen des bevorstehenden Lebensendes. Bei ihrem Auftreten darf – mit aller Zurückhaltung – von der »Diagnose« der Sterbephase gesprochen werden. Sie wahrzunehmen und zu erkennen ist bedeutsam, um unnötige Behandlungen und Klinikeinweisungen zu vermeiden und eine palliative oder hospizliche Versorgung – so noch nicht geschehen – einzuleiten. Nicht zuletzt offenbaren diese Anzeichen den Angehörigen, dass ihre Anwesenheit wichtig und ihre Fürsorge um den Sterbenden jetzt besonders gefragt ist.

Charakteristisch dafür, dass der Sterbeprozess eingesetzt hat und der Tod (bemessen in Tagen) eintreten wird, sind die folgenden Beobachtungen und Ereignisse:

- Es besteht eine fortgeschrittene und nach ärztlichem Urteil weiter fortschreitende Erkrankung mit schlechter Prognose.
- Der Kranke ist extrem geschwächt, verliert zusehends an Gewicht und ist zunehmend bettlägerig.
- Es besteht Bewusstseinseintrübung (bis hin zur Bewusstlosigkeit) oder zunehmende Verwirrtheit.
- Der Kranke verliert das Interesse, Speisen und Getränke zu sich zu nehmen.
- Die Atmung wird flacher.
- Das Interesse des Kranken an sich selbst und an der Umgebung schwindet.
- Der Blutdruck sinkt, der Puls wird fadenförmig.
- Der Schluckakt ist erschwert oder unmöglich.
- Die Urinausscheidung lässt nach oder versiegt.
- Es treten lebensbedrohliche Komplikationen auf (zum Beispiel Lungenentzündung, Magenblutung).

Einer jüngeren amerikanischen Studie zufolge trat der Tod bei Patienten mit einer fortgeschrittenen Tumorerkrankung innerhalb von drei Tagen ein, wenn folgende Anzeichen zu beobachten waren:

- Fehlende Reaktion der Pupillen auf Lichteinfall
- Fehlender Lidschluss des Auges
- Rasselnde Atmung
- Verminderte Reaktion auf Ansprache
- Blutung aus dem Magen

- Verstreichen der Nasenlippenfalte
- Überstreckung des Nackens
- Verminderte Reaktion auf visuelle Reize

Grundsätze einer guten Versorgung Sterbender

Rechtzeitige Planung einer palliativen Behandlung und Versorgung

Ein vertrauensvolles Miteinander von Patient, Angehörigen, Pflegenden und Arzt ist das Fundament für eine gelingende Sterbephase. Patient und Angehörige sollten frühzeitig mit dem Hausarzt oder dem zuständigen Klinikarzt besprechen, ob eine häusliche Betreuung durch einen Palliativarzt und ein Palliativpflegeteam gewünscht und möglich ist oder ein stationärer Hospizplatz eine mögliche Alternative darstellt. Letzterer ist bis dato allerdings faktisch nur Tumorpatienten oder Patienten mit schweren neurologischen Erkrankungen und einer vermuteten Lebenserwartung von höchstens einem halben Jahr zugänglich und bedarf eines ärztlichen Kurzgutachtens. Die Kosten übernehmen die Kranken- und Pflegekassen. Ein stationärer Hospizplatz ist insbesondere dann sinnvoll, wenn der Pflegeaufwand für den Sterbenden hoch oder die Familie mit seiner Versorgung überfordert ist. Auch im Falle sozialer Isolation ist ein Sterbender im Hospiz besser aufgehoben als in seiner häuslichen Umgebung.

Verzicht auf Wiederbelebungsmaßnahmen

Der Verzicht auf Wiederbelebungsmaßnahmen sollte zwischen Patient, Angehörigen, Pflegekräften und Arzt frühzeitig und offen angesprochen werden. Eine Wiederbelebung im Sterbeprozess zu unterlassen mag den meisten als selbstverständlich erscheinen, dies ist aber keineswegs der Fall. Dabei ist es nahezu niemals der Sterbende selbst, der diese Möglichkeit ins Auge fasst. Es sind eher manche Angehörige, die »im letzten Moment« nicht »loslassen« können und nach dem Notarzt oder Rettungsdienst rufen. So verständlich ein solcher Reflex auch sein mag, der Versuch einer Wiederbelebung im Sterbeprozess tut dem Sterbenden nicht nur Gewalt an und läuft einem friedlichen Sterben zuwider; er ist immer auch aussichtslos, weil die Ursachen für das Aussetzen von Herzschlag und Atmung in terminaler Erkrankung bestehen bleiben und nicht zu beheben sind.

Absetzen aller unnötigen Medikamente

Ein Sterbender benötigt ausschließlich solche Medikamente, die ihn belastende Symptome lindern. Hierzu gehören insbesondere Schmerzmedikamente, Mittel gegen Atemnot, Übelkeit, Angst und Unruhe sowie solche, die Krämpfe (etwa bei bestehendem Hirntumor oder Hirnmetastasen) unterdrücken. Alle anderen Arzneimittel wie zum Beispiel Blutdruck- oder Herzmittel, Wassertabletten (Diuretika), Antibiotika, Blutgerinnungshemmer und Abführmittel sollten nicht mehr verabreicht werden, da der Sterbende von ihnen keinerlei Nutzen hat.

Unterlassen aller unnötigen Maßnahmen

Im Sterbeprozess sind nur solche Maßnahmen sinnvoll, die das Wohlbefinden des Sterbenden aufrechterhalten und ihm einen Nutzen erbringen. Eine ruhige Umgebung ist sicherlich angemessen; sie sollte aber, gerade wenn das Sterben zu Hause stattfindet, keineswegs die vertraute Atmosphäre, Stimmen und Geräusche, die dem Sterbenden Zugehörigkeit und Verbundenheit signalisieren, ausblenden.

Unterbleiben sollte schlicht alles, was der Sterbende ablehnt oder ihn offensichtlich belasten würde. Seine Pflege sollte auf das Nötigste reduziert werden. Belastende Transporte, Einweisungen ins Krankenhaus, häufiges Umlagern, Abführmaßnahmen und Infusionen dienen, überspitzt gesagt, eher der Entlastung der Angehörigen und Behandler als dem Sterbenden. Besonders gilt dies für die Versorgung mit Nahrung und Flüssigkeit, die sich strikt an den Bedürfnissen des Sterbenden orientieren sollte. Passierte Kost und kleine Flüssigkeitsmengen können ihm stets angeboten werden, »Zwangsernährung« über Sonden und Infusionen hingegen sollte in der Versorgung Sterbender keinen Platz haben.

Kommunikation mit dem Sterbenden

Kommunikation mit dem Sterbenden zu pflegen und so lange wie möglich aufrechtzuerhalten ist von entscheidender Bedeutung für das, was »gutes Sterben« heißt. Dabei ist Angstfreiheit und Offenheit aufseiten derer, die ihm nahestehen, unbedingt wünschenswert. Hilfreich können folgende an den Sterbenden gerichtete Fragen sein:

- Wie beurteilst du selbst deinen gegenwärtigen Krankheitszustand?
- Wenn sich dein jetziger Zustand verschlechtert – was soll dann geschehen?
- Welche besonderen Ängste hast du?
- Gibt es etwas, was du unbedingt aussprechen, richtigstellen, bekennen, erklären oder ordnen möchtest?
- Wenn du dir einen guten Tag vorstellst – wie würdest du ihn gestalten?

Unterschätzt wird nicht selten die nicht sprachliche Kommunikation mit dem Sterbenden: Gerade dann, wenn der Sterbende nicht mehr sprechen kann oder will, wird Berührung, das Ergreifen und Streicheln seiner Hand oder seines Gesichts, zu einer Geste der Verbundenheit und Zuneigung, die, auch wenn sie kaum mehr beantwortet, so doch meist noch wahrgenommen wird. Auch das Vorlesen aus Büchern und Texten, die der Sterbende besonders schätzte, oder das Musizieren von Angehörigen können eine von ihm als angenehm erlebte Form der Kommunikation darstellen.

Besondere Probleme und Ereignisse in der Sterbephase

Durstlinderung und Mundpflege

Lange Zeit war man der Auffassung, dass einem schluckunfähigen Patienten im Endstadium seiner Erkrankung über eine Sonde (PEG) oder eine Infusion Flüssigkeit zugeführt werden muss, um seinen Durst zu stillen. Zahllose Beobachtungen und Studien konnten zeigen, dass dies eine irrige Vorstellung ist: Das Durstgefühl (und damit auch die Lebensqualität) eines Sterbenden bemisst sich nicht nach dem Volumen der im Körper befindlichen Flüssigkeitsmenge, sondern allein nach der Feuchtigkeit seiner Mundschleimhäute. Hauptursache für den Durst ist das Austrocknen der Mundschleimhäute durch die Atmung bei geöffnetem Mund. Kleinste Flüssigkeitsmengen (Tee oder Fruchtsaft), verabreicht über eine Pipette oder Plastikspritze, reichen zur Durststillung aus. Auch die Gabe von künstlichem Speichel und kleinen Eiswürfeln wird als angenehm empfunden. Häufiges Befeuchten der Mundschleimhäute und das Auswischen des Mundraums mit milden Desinfektionsmitteln beugen zudem oftmals schmerzhaften Pilzinfektionen der Mundhöhle vor.

Über Sonden und Infusionen zugeführte Flüssigkeit hingegen lässt nicht nur Durststillung vermissen; sie bringt obendrein erhebliche Nachteile mit sich: Es kommt zur Belastung des ohnehin geschwächten Herzens und Kreislaufs, vermehrter Sekretbildung in den Atemwegen mit nachfolgendem Husten sowie zur Wasseransammlung in Lunge, Armen und Beinen. Auf diese Weise steigt die Gefahr, dass das Sterben quälend und auf unnatürliche Weise verlängert wird.

Bewusstseinsstörungen, Verwirrtheit und Delir

Bewusstseinsstörungen bei Sterbenden sind gerade in den letzten Tagen und Stunden ihres Lebens ein häufiges Ereignis; mehr als die Hälfte aller Sterbenden ist von ihnen betroffen. Sie können verschiedene Formen annehmen und ineinander übergehen: Ihr Spektrum reicht von leichter Ruhelosigkeit über Angst- und Panikattacken bis hin zu aggressivem Verhalten und Wahnvorstellungen (Delir). Unbehandelt sind derartige Zustände nicht nur für den Patienten qualvoll, auch den Angehörigen teilt sich ein Bild des Sterbenden mit, das bleibt und künftig die Erinnerung an ihn belastet.

Mögliche Ursachen dieser Zustände, insbesondere des ausgeprägten Delirs, sind zahlreich und nicht einfach zu beheben. Infektionen, Störungen im Salzhaushalt des Körpers, Hirnmetastasen, Medikamenteneffekte oder krankheitsbedingte toxische Stoffwechselprodukte können beteiligt sein und zusammenwirken. Nicht unwahrscheinlich ist, dass auch psychische Ursachen bedeutsam sind: Der sterbende Mensch spürt die verrinnende Zeit und den herannahenden Tod. Noch einmal bäumt er sich auf mit allem, was seine psychophysische Existenz zulässt.

Um den Sterbenden und seine Angehörigen vor dieser Leidenssituation zu bewahren und eine wirksame Sedierung – geeignete Mittel sind Haloperidol und Dormicum – in die Wege zu leiten, bedarf es der Voraussicht und rechtzeitiger ärztlicher Intervention.

Schmerz

Unabhängig von der Art der zugrunde liegenden Erkrankung leiden nicht wenige Sterbende während ihrer letzten Lebenstage unter Schmerzen. Ihre Behandlung in der terminalen Lebensphase unterscheidet sich grundsätzlich nicht von der Schmerzbehandlung anderer Patienten. In der Sterbephase – und dies gilt besonders für alte Menschen – gelten jedoch einige Besonderheiten.

Die oftmals eingeschränkte Bewusstseinslage Sterbender wirkt sich auch auf ihr Vermögen aus, Schmerzen mitzuteilen. Grundsätzlich sollte deswegen eine bereits bestehende Schmerzmedikation mit nicht opiathaltigen Mitteln (zum Beispiel Antirheumatika) beibehalten werden. Werden stärkere Analgetika notwendig, reichen oftmals schon mittelstarke Schmerzmittel (zum Beispiel Codein plus Paracetamol) aus, um eine gute Schmerzlinderung zu erreichen.

Die Toleranz alter Menschen für Schmerzmittel ist allerdings nicht selten reduziert; deshalb ist es sinnvoll, zumal wenn starke Mittel eingesetzt werden wie beispielsweise Morphin, einschleichend zu dosieren. Bei Patienten, die eines Tumorleidens wegen bereits mit einem langwirkenden Opiatpflaster versorgt sind, kann es zweckmäßig sein, dieses zu entfernen und stattdessen auf kurzwirksame, jedoch besser steuerbare subkutane Morphininjektionen – fünf bis zehn Milligramm alle vier Stunden mit sehr dünner (!) Nadel verabreicht – überzugehen. Andere Formen der Verabreichung wie die subkutane Schmerzmittelpumpe sollten in die Überlegungen zur bestverträglichen Schmerzbehandlung miteinbezogen werden.

Es ist immer darauf zu achten, dass Schmerzen eng mit Unruhe und Angst verknüpft sind. Eine Erhöhung der Schmerzmitteldosis ist demnach unangemessen, wenn sie mit einem Mangel an Zuwendung verknüpft ist.

Atemnot, Lungenentzündung, »Todesrasseln«

Was als Atemnot bei einem Sterbenden wahrgenommen wird, kann verschiedene Ursachen haben, die wiederum unterschiedlich anzugehen sind und regelhaft ärztlicher Einschätzung bedürfen. Dabei wird die von Außenstehenden wahrgenommene Atemnot offenbar vom Sterbenden durchaus nicht immer auch als solche erlebt, wie auch umgekehrt tatsächliche Atembeschwerden für den Beobachter nicht ersichtlich sein können. Generell nimmt Atemnot mit fortschreitender Todesnähe zu; sie ist in der Sterbephase sehr häufig und nicht immer befriedigend zu lindern.

Oftmals ist Atemnot die Folge einer sich verschlimmernden Krankheit der Brustorgane, beispielsweise der Verengung der Luftwege durch einen Tumor, einer Wasseransammlung in der Lunge oder im Herzbeutel, einer Anämie oder einer Lungenentzündung. Nur in Ausnahmefällen kann und sollte man bei einem Sterbenden die Ursachen beheben, wie etwa die Drainage des Rippenfellraums (Raum zwischen Lungenoberfläche und Brustwand), in dem sich mehrere Liter Wasser befinden können, die die Atmung erheblich beeinträchtigen.

Einer Anämie sollte man, wenn überhaupt, nur bei schwerster Ausprägung und massiver Luftnot mit einer Transfusion begegnen. Ebenso sollte eine Lungenentzündung nicht mehr antibiotisch behandelt werden. Sie lässt das Leben meist rasch und auf friedliche Weise ein Ende finden (der amerikanische Arzt Sir William Osler nannte die Lungenentzündung im hohem Alter deswegen »the old man's friend«, den »Freund des alten Mannes«).

Die wichtigsten nicht medikamentösen Maßnahmen zur Linderung von Atemnot sind beruhigendes Zureden und körperliche Nähe. Sodann ist für eine erhöhte Lage des Oberkörpers und ein dem Sterbenden Luft zufächelnden Ventilator zu sorgen. Die viel diskutierte Gabe von Sauerstoff hat sich als eher ungünstig erwiesen, da sie zur Austrocknung der Schleimhäute und damit zu vermehrtem Durstgefühl beiträgt. Außerdem ergeben die Bestimmung der Blutgase (O_2 und CO_2) nahezu immer, dass weder ein Sauerstoffmangel noch ein erhöhter Sauerstoffbedarf besteht.

Von tatsächlicher Atemnot zu unterscheiden ist das sogenannte »Todesrasseln«, eine geräuschvolle Atmung nahezu aller Sterbenden während ihrer letzten Stunden, die eher die Angehörigen belastet als den Sterbenden. Es entsteht bei bewusstseinsgetrübten oder bereits bewusstlosen Patienten mit erloschenem Husten- und Schluckreflex im Bereich der oberen Luftwege (Stimmbänder), das Bronchialsekret kann in diesem Fall nicht mehr abgehustet oder geschluckt werden. In einer solchen Situation ist auf erhöhte (Seiten-)Lagerung des Patienten zu achten, wobei Kissen unter beiden Unteramen zur Verminderung der Atemarbeit hilfreich sind. Da das »Todesrasseln« nicht tatsächliche Luftnot anzeigt, sollten Absaugmaßnahmen unterbleiben, da sie oft eine vermehrte Bronchialsekretion oder gar Blutungen nach sich ziehen. Die Verordnung eines Scopolaminpflasters ist sinnvoll, da dieses Mittel die Sekretproduktion im Bronchialsystem vermindert und sich im Übrigen gut mit Morphin kombinieren lässt.

Sedierung bei schweren Symptomkrisen

In der Finalphase des Sterbeprozesses können, wenn auch eher selten, plötzlich schwerste Symptomkrisen auftreten, die nicht selten für den Sterbenden wie auch die Angehörigen zu traumatischen Erlebnissen werden. Oftmals sind sie absehbar, wie etwa ein massiver Bluthusten bei einem bekannten Lungentumor. Die offene Ansprache der Möglichkeit derartiger Ereignisse zwischen Arzt, Pflegeteam und Angehörigen – der Sterbende sollte eher uninformiert bleiben – sowie das Bereithalten entsprechender sedierender Mittel, die über eine vorbereitete Injektionsspritze oder Infusion sofortige Wirkung entfalten, ist dringend anzuraten.

Mögliche Symptomkrisen umfassen unter anderem folgende Ereignisse:

- Schwerste Luftnot bei plötzlicher Lungenembolie, Verschluss der Atemwege oder massiver Flüssigkeitsansammlung im Herzbeutel
- Extremer Schmerz bei Eingeweidedurchbruch, durch Metastasen bedingte spontane Knochenbrüche oder Kompression des Rückenmarks
- Massives Bluterbrechen oder Darmbluten, meist tumorbedingt (Bereithalten dunkler, am besten grüner saugfähiger Handtücher!)
- Krämpfe bei Hirntumor oder Hirnmetastasen
- Schwerste Angstzustände und Delirium

Die Symptomlast, die ein wacher Patient während seiner letzten Stunden zu erleiden hat, kann für ihn so unerträglich sein, dass er den Wachzustand nicht mehr erdulden mag und den Wunsch äußert, tief schlafen zu wollen, um sich das bewusste Erleben seiner Selbst zu nehmen. Eine dauerhafte Sedierung bis zu seinem Tod kann dann unausweichlich werden. Dieser Fall ist beispielsweise bei Patienten gegeben, bei denen eine zugrunde liegende Krebserkrankung zu einer dichten Metastasierung der Lunge geführt hat, die anhaltend extreme Luftnot zur Folge hat. Auch schwerstes emotionales oder spirituelles Leid kann zur unerträglichen Qual werden, die einem Sterbenden nicht mehr zuzumuten ist. Es versteht sich, dass zuvor alle Möglichkeiten menschlichen und spirituellen Beistands auszuschöpfen sind.

Herztod und Hirntod

Herztod und Hirntod sind zwei unterschiedliche, aber gleichrangige Kriterien desselben Todes. Diese Unterscheidung hängt damit zusammen, dass der Tod – ebenso wie das Sterben – kein punktuelles Ereignis, sondern ein Prozess ist. Kriterium des Herztodes, der gleichzusetzen ist mit dem Begriff des »klinischen Todes«, ist der unumkehrbare Ausfall der Herzfunktion. Der Herztod tritt dann ein, wenn Wiederbelebungsmaßnahmen unterbleiben oder erfolglos verlaufen. Unter diesen Umständen folgt dem Herztod der Hirntod nach spätestens zehn Minuten.

Der Hirntod definiert den Tod allein nach neurologischen Kriterien und gilt heute einer gesellschaftlichen wie auch der großen Mehrheit der Ärzteschaft als der Tod des Menschen schlechthin: Hirntot ist ein Mensch dann, wenn aufgrund einer schwersten, unter Umständen isolierten Hirnschädigung die Funktionen seines gesamten Gehirns (Großhirn, Kleinhirn und Stammhirn) ausgefallen sind. Begründet wird dieses »Hirntodkonzept« mit den Integrationsleistungen, die das Gehirn für den Gesamtorganismus hat und ohne die er nicht überleben kann. Im Zustand des Hirntods ist indes die künstliche Aufrechterhaltung der Funktion anderer Organe möglich und notwendig, Organtransplantationen wären sonst nicht praktikabel.

Von manchen Wissenschaftlern und Philosophen allerdings wird das »Hirntodkonzept« als *der* Tod des Menschen begründet infrage gestellt, unter anderem mit dem Argument, dass hirntote Schwangere Kinder gebären können. Dies setze hohe Integrationsleistungen voraus, die außerhalb der Hirnfunktionen angesiedelt sind.

Herztod

Der Herztod ist die Folge eines unumkehrbaren Kreislauf- und Atemstillstandes, wenn Wiederbelebungs- und intensivmedizinische Maßnahmen unterbleiben. Zugrunde liegt ihm eine vorbestehende (bekannte oder unbekannte) Herzerkrankung, ein Versagen des Herzens infolge einer schwerwiegenden Allgemeinerkrankung oder hohes Alter. Einen Menschen in diesem Zustand bezeichnet man auch als »klinisch tot«: Das Herz wirft kein Blut mehr aus, ein Puls ist nicht mehr vorhanden, der Blutdruck nicht mehr messbar und Organe und Gewebe werden nicht mehr durchblutet. Unter diesen Umständen folgt dem Herztod nach kurzer Zeit der Tod des Gehirns, sodann im Verlauf von Stunden der Tod aller übrigen Organe und Zellen, begleitet vom Auftreten der sicheren Todeszeichen Leichenstarre und Totenflecke, was mit dem definitiven Gesamttod gleichzusetzen ist. Dieser ist definiert als das Erlöschen jeglicher Lebensfunktion. Da der Herztod grundsätzlich umkehrbar ist, kann er, streng genommen, nicht zur Grundlage der Todesfeststellung gemacht werden. In Notfallsituationen, im Rettungsdienst, auch regelhaft in der Klinik gilt der Tod (als Herztod) jedoch als festgestellt, wenn bei einem bewusstlosen Patienten über wenigstens zehn Minuten ein sogenanntes »Nulllinien-EKG« aufgezeichnet wird, die Pupillen maximal weit und lichtstarr und Schmerz- und Hornhautreflex erloschen sind. Begründen lässt sich dies mit der gesicherten Annahme, dass nach zehn Minuten ohne aufgezeichnete Herzaktion keine spontane Reaktivierung des Herzens stattfindet und damit auch der Hirntod unausweichlich ist.

Hirntod

Der Hirntod ist definiert als der unumkehrbare Ausfall der Gesamtfunktion des Gehirns (Großhirn, Stammhirn und Kleinhirn). Dabei kann durch kontrollierte Beatmung die Herz-Kreislauf-Funktion künstlich aufrechterhalten werden. Der Hirntod ist nicht gleichzusetzen mit dem »Gesamttod« des Menschen. Der hirntote Mensch ist zwar kein Leichnam, doch ist absolut sicher, dass er nie wieder Bewusstsein erlangen wird. Ist der Hirntod, der eindeutig diagnostizierbar ist, eingetreten, so ist nach deutschem Recht die Einstellung aller ärztlichen Bemühungen um die Erhaltung des Lebens geboten, es sei denn, eine Organtransplantation ist erlaubt und vorgesehen.

Der sogenannte »Gesamttod« des menschlichen Organismus ist definiert als das Erlöschen der Funktion jeder Zelle des menschlichen Körpers, ein Prozess, der sich über Tage hinzieht.

Notwendigkeit eines einheitlichen medizinischen Todesbegriffs

Wann ein Mensch tot ist, ist nicht allein eine Frage der Medizin. Da es angesichts von unterschiedlichen Kulturen, Weltanschauungen, Philosophien und Religionen sowie individuellen Zugängen keine einheitliche Auffassung von der leiblich-seelisch-geistigen Natur des Menschen gibt, entzieht sich diese Frage letztlich ohnehin einer eindeutigen Antwort. Zudem ist der Tod, verstanden als das Erlöschen aller Lebensfunktionen der Organe und Zellen (Tod des gesamten menschlichen Organismus), kein punktuelles Ereignis, sondern ebenso wie das Sterben ein Prozess, der sich als »Todeszone« oder »intermediäres Leben« über Stunden und Tage erstrecken kann. So haben menschliche Spermien nach Feststellung des »klinischen Todes« eine Überlebenszeit von bis zu 80 Stunden.

Dass der Tod seine begriffliche Eindeutigkeit und seinen klassischen Ereignischarakter verloren hat, hat maßgeblich die um die Mitte des 20. Jahrhunderts einsetzende revolutionäre Entwicklung der Medizintechnologie und der Intensivmedizin mitbewirkt. Sie hat es ermöglicht, ein stillstehendes Herz wiederzubeleben, die Atmung künstlich aufrechtzuerhalten wie auch nach dem Ausfall aller Hirnfunktionen Grundfunktionen des Lebens zu bewahren.

Ein einheitliches, gesellschaftlich von möglichst vielen Menschen getragenes verbindliches Todesverständnis zu entwickeln und damit Leben und Tod möglichst eindeutig voneinander abzugrenzen ist dennoch aus mehreren Gründen nicht zu umgehen: Zum einen muss ein den Tod feststellender Arzt wissen, wann der Tod eingetreten ist, da mit Todeseintritt (Todesfeststellung) jede Behandlungsverpflichtung entfällt. Zum anderen spielt das Todesverständnis eine zentrale Rolle bei der Frage, wann und unter welchen Bedingungen einem Menschen Organe zum Zwecke der Transplantation entnommen werden dürfen.

Folgt man der internationalen Diskussion, so lässt das Todesverständnis unterschiedliche Konzeptionen erkennen:

- Tot ist der Mensch dann, wenn sein personales Leben erloschen ist, verstanden als Verlust seiner geistigen Funktionen und seiner Beziehungsfähigkeit (»geistiger« Tod, zum Beispiel Wachkoma).
- Tot ist der Mensch dann, wenn der menschliche Organismus seine Fähigkeit zur Selbststeuerung verloren hat und damit das Ende seiner funktionellen Einheit eingetreten ist.

- Tot ist der Mensch dann, wenn ausnahmslos alle Lebensvorgänge im gesamten Körper abgestorben sind.

Eine jede dieser Konzeptionen bedarf unterscheidender Merkmale (Kriterien), die ein verlässliches Urteil darüber gestatten, ob die in dem jeweiligen Todesverständnis geforderten Merkmale vorliegen oder nicht. Ein solches Kriterium kann zum einen »Sachverhalte« unterscheiden (zum Beispiel, ob der Tod im Sinne eines Herz-Kreislauf-Stillstands eingetreten ist oder nicht), zum anderen aber auch dazu dienen, bestimmte Handlungsweisen (ist eine Organentnahme erlaubt oder nicht?) im Sinne einer Norm ethisch zu rechtfertigen.

Der Deutsche Ethikrat hat 2015 zu diesen Fragen umfassend Stellung bezogen. In einem ersten Schritt formulierte er ein Todesverständnis, das in einen Rahmen von fünf Elementen eingebettet ist:

- Der Todesbegriff muss vereinbar sein mit der Erfahrungswelt des Menschen. Er sollte nicht im Widerspruch stehen zu allgemein akzeptierten Anschauungen vom physischen »Totsein« (Aussetzen der Atmung und andere) eines Menschen, jedenfalls nicht in einem offenkundigen Widerspruch.
- Der Todesbegriff muss Bezug nehmen auf die menschliche Biologie, die einen lebendigen Organismus darstellt. Dieser bildet in zweierlei Hinsicht eine Einheit: durch innere Wechselwirkungen seiner Teile und durch den Austausch mit der Umwelt.
- Der Todesbegriff muss sich auf den Menschen als ein »ganzes« lebendes Individuum beziehen. Insofern können die Begriffe »Hirntod« und »Herztod« zu Fehlschlüssen führen,

weil sie fälschlicherweise nahelegen könnten, dass nicht der menschliche Organismus als ganzer tot sei, sondern nur das Gehirn oder das Herz.

- Der Todesbegriff muss die Unumkehrbarkeit und Endgültigkeit des Todes beinhalten; er ist für jeden Menschen ein einmaliges Ereignis.
- Der Todesbegriff setzt voraus, dass Todeskriterien existieren, die über hinreichende diagnostische Merkmale verfügen, um den Tod zu belegen.

In einem zweiten Schritt befasste sich der Deutsche Ethikrat mit ebendiesen Todeskriterien, folgende sind verbreitet:

- Andauernde Bewusstlosigkeit
- Unumkehrbarer Ausfall aller Funktionen des Gehirns (Hirntod)
- Unumkehrbarer Stillstand des Herz-Kreislauf-Systems (Herztod)
- Vollständiges Erlöschen aller Zellaktivitäten des menschlichen Organismus (Gesamttod)

Das zweite dieser Kriterien (Hirntod) beinhaltet sowohl die Unterscheidung von »Sachverhalten« (der Hirntod lässt sich eindeutig diagnostizieren) wie auch – nach deutschem Recht und Gesetz – ein normatives Kriterium, das den Hirntod als Kriterium des Todes eines Menschen für ausreichend hält. Dies allerdings wird von einem nicht geringen Teil der Wissenschaftler, Philosophen, Theologen und Ärzte in Deutschland wie auch in manchen anderen Ländern nicht akzeptiert (*siehe unten*).

Im Unterschied zu Todesverständnis und Todeskriterien, die konventionelle Festlegungen darstellen und immer auch Normen und Wertungen einschließen, insofern also nicht richtig oder falsch sein können, können Diagnosen sehr wohl richtig oder falsch sein. Was also sind die Vorgehensweisen und Merkmale, die die Diagnose Hirntod sichern?

Die Diagnostik des unumkehrbaren Hirnfunktionsausfalls – und damit die Diagnose des Hirntodes – ist heute mit absoluter Sicherheit möglich. Sie gehorcht einem von der Bundesärztekammer (zuletzt 2015 überarbeiteten) Verfahren, das zwingend die folgenden Komponenten beinhaltet:

- Voraussetzung der Feststellung des Hirnfunktionsausfalls ist eine zweifelsfrei belegte, schwere akute Hirnschädigung sowie der Ausschluss einer umkehrbaren Ursache des Hirnfunktionsausfalls (zum Beispiel Vergiftung, Entzündung und andere).
- Vorliegen folgender klinischer Symptome: Bewusstlosigkeit (Koma) – Atemstillstand – erloschene Hirnstammreflexe (Pupillen- und Kornealreflex und andere). Sie müssen mindestens nach 12, in speziellen Fällen nach 72 Stunden erneut nachgewiesen werden.
- Nachweis der Unumkehrbarkeit des Hirnfunktionsausfalls durch »hirnelektrische Stille« im Elektroenzephalogramm (EEG) – Ausfall früher akustisch evozierter Potentiale (FAEP) – zerebraler Zirkulationsstillstand (Dopplersonographie, Perfusionsszintigraphie oder CT-Angiographie).

Ist der Hirntod gleichbedeutend mit dem Tod des Menschen?

In vielen Staaten, so auch in Deutschland, ist die Frage, ob der Hirntod tatsächlich als zentrales Kriterium für die Feststellung des menschlichen Todes schlechthin gelten darf, nach wie vor umstritten. Auch der Deutsche Ethikrat kommt hier im Jahr 2015 zu keiner einhelligen Beurteilung.

Eine Mehrheit (18 Mitglieder) befürwortet das »Hirntodkonzept«: Die Unumkehrbarkeit des Erlöschens aller Hirnfunktionen bedeute, dass von einem lebendigen Menschen nicht mehr gesprochen werden könne, da einerseits geistige Aktivität, Empfindungsvermögen, selbstgesteuertes Verhalten und Austausch mit der Umwelt unwiderruflich verloren seien, andererseits aber auch die innere Einheit des Organismus nicht mehr fortbestehe; Abstimmungsvorgänge innerhalb und zwischen den Organsystemen (zum Beispiel über das vegetative Nervensystem und das Hormonsystem) seien nicht mehr möglich, die integrierende Eigentätigkeit des menschlichen Organismus sei mit dem Hirntod zum Erliegen gekommen, nur noch partielle Integrationsleistungen seien zugelassen.

Eine Minderheit (7 Mitglieder) spricht sich gegen das »Hirntodkonzept« aus: Auch bei Patienten mit Ganzhirnversagen seien bedeutsame Integrationsleistungen des Organismus möglich. Dieser stelle ein System dar, das auf der Idee der Wechselwirkung zwischen seinen unterschiedlichen Komponenten und mit der Außenwelt basiere und nicht auf dem Prinzip einer zentralen Steuerung. Auch nach dem Ausfall des gesamten Gehirns könne der menschliche Organismus mithilfe apparativer Unterstützung der Kreislauf- und Atemfunktion vielfältige, nicht allein partielle integrierende Leistungen aufrechterhalten, etwa die Funktion der Leber und der Nieren. Wenn selbst hirntote Frauen erfolgreich eine Schwangerschaft austragen können, müssen erhebliche integrierende Leistungen erhalten sein. Auch Interaktionen mit der Umwelt seien keineswegs ausgeschlossen: Kampf gegen Infektionen durch Interaktion mit dem Immunsystem, Abbau und Weiterverarbeitung von Nahrung kommen nicht zum Erliegen, erfordern vielmehr die Funktionsfähigkeit des Organismus als einer Ganzheit. Selbststeuerung erfolge im Organismus nicht allein über das Nervensystem, sondern auf vielfältige Art und Weise.

Trotz der unterschiedlichen Auffassungen über die Gleichsetzung von Hirntod und Tod des Individuums sprechen sich beide Gruppierungen einstimmig dafür aus, dass am Hirntod als Voraussetzung für eine Organspende festzuhalten ist. Die Mehrheit hält die Spende lebenswichtiger Organe dann für zulässig, wenn der Hirntod des Spenders gesichert ist (die sogenannte »Tote-Spender-Regel«). Die Minderheit hält den Hirntod zwar nicht für den Tod des Individuums, erklärt sich aber mit einer Organentnahme nach festgestelltem Hirntod einverstanden. Für diese Gruppe stellt der Hirntod allein die Rolle eines Entnahmekriteriums dar, womit sie die »Tote-Spender-Regel« für entbehrlich hält.

Unstrittig ist auch, dass der unumkehrbare Verlust der »geistigen« Fähigkeiten des Menschen (Wahrnehmung, Empfindung, Denken, Entscheiden und andere), oftmals als »Teilhirntod« bezeichnet, zwar eine notwendige, aber keine hinreichende Bedingung für den Tod des Menschen darstellt. So sind sogenannte »Wachkomapatienten« niemals als Tote zu qualifizieren, weil unterhalb der Schwelle menschlicher Geistigkeit Nervenstrukturen und Nervennetzwerke existieren, wie ein funktionsfähiges Atemzentrum und ausreichend erhaltene Hypothalamus- und Stammhirnfunktionen, die ein Überleben mit medizinischer und pflegerischer Unterstützung erlauben.

Letztlich gilt hierzulande auch der (in England und Australien als Todeskriterium akzeptierte) Stammhirntod nicht als Todeskriterium. Das Stammhirn ist zwar die Durchgangsstation für praktisch den gesamten Informationsfluss von und zu den Großhirnhemisphären und zudem Sitz der für Bewusstsein notwendigen Steuerung von Atmung und Wachheit; doch sind bei einer unvollständigen, nicht immer sicher zu diagnostizierenden Stammhirnschädigung fluktuierende Formen von Bewusstsein nicht gänzlich auszuschließen.

Organspende

Die Organspende gilt heute aufgrund ausgereifter Operationstechniken und der weitgehenden Beherrschung von Abstoßungsreaktionen als medizinisches Standardverfahren, das zahlreichen Menschen ein Über- und Weiterleben ermöglicht. Ein komplexes Gefüge von Bedingungen hat dazu geführt, dass Deutschland zu den Ländern zählt, in denen – verglichen mit anderen Ländern der EU – traditionell nur eine geringe Organspendebereitschaft besteht. Nach wie vor sind mangelnde Informiertheit und Aufklärung der Bevölkerung über eine Organspende weitverbreitet; zunehmend greift bei nicht wenigen Bürgern ein »Unbehagen« an der geltenden Hirntodkonzeption als Voraussetzung für eine Organspende um sich. Hinzu kommt, dass eine gesetzliche Regelung die Entnahme von Organen in der Bundesrepublik, im Vergleich zu anderen Ländern, einer hochschwelligen, nichtsdestoweniger ethisch ausgereiften Einwilligungslösung unterwirft, jüngst ergänzt durch die sogenannte »Entscheidungslösung«. Organisatorische Mängel bei der Organvermittlung werden erst allmählich behoben. Und nicht zuletzt ist es der erst wenige Jahre zurückliegende Skandal um manipulierte Wartelistendaten (2012), der viele Menschen zögern lässt, ihre definitive Zusage zu einer Organspende in einem Organspendeausweis oder einer Patientenverfügung zu dokumentieren.

Indes, so wünschenswert die Erhöhung der Organspenderzahlen im Interesse der auf ein Organ dringend wartenden Patienten auch ist und sosehr Gesundheitspolitik, Ärzteschaft, Krankenkassen und andere einschlägige Organisationen die Organspendebereitschaft durch Information und Aufklärung bewerben: Es gibt in der Frage der Organspende kein »Richtig« oder »Falsch«. Jeder Bürger hat nicht nur das Recht auf ein Ja oder Nein zur Organspende, sondern auch auf Nichtäußerung; denn nicht jeder Befragte ist bereit und in der Lage, sein Wünschen in ein Wollen zu übersetzen.

Niedrige Organspendezahlen in Deutschland

Traditionell ist das Aufkommen an Organspendern in Deutschland im EU-Vergleich niedrig: Auf eine Million Einwohner kommen hierzulande nur 10,8 Organspender, 2016 waren es insgesamt 857, 2010 waren es noch 1296. Spanien hingegen bringt es auf eine Quote von 39,7 Organspendern pro eine Million Einwohner und liegt damit an vorderster Stelle. Der EU-Durchschnitt liegt bei 19,7 Organspendern.

Soweit nicht strukturelle und organisatorische Mängel, fehlende Transparenz und die hoffentlich der Vergangenheit angehörende Manipulation von Wartelistendaten für die niedrige Zahl von Organspendern in der Bundesrepublik verantwortlich zu machen sind, sind es insbesondere zwei Faktoren, die auf das gespendete Organaufkommen Einfluss nehmen: die gesetzlichen Regelungen für die Entnahme von Organen sowie das kulturelle Verständnis von Körperlichkeit und Hirntod. Dies wird auf den folgenden Seiten erläutert (*Zahlen und Fakten zur Organspende in Deutschland sind im Anhang aufgeführt*).

Organspende – Wünschen und Wollen

Die Spende eines Organs ist ein Akt menschlicher Hilfsbereitschaft und Solidarität, der einerseits zahllosen Menschen mit einem versagenden Organ das Überleben ermöglicht, andererseits tief in die körperliche und seelische Integrität des Spenders eingreift. Er berührt sein individuelles Todesverständnis, seine religiösen oder spirituellen Überzeugungen, sein Selbstbestimmungsrecht, sein Vertrauen in die Medizin sowie sein Verhältnis zu ihm nahestehenden Menschen. Ängste und Unsicherheiten sind also mit der Frage des Für und Wider einer Zustimmung zur Organspende eng verflochten. Aus ebendiesen nachvollziehbaren Gründen ist die Hemmschwelle vieler Menschen, ihre Bereitschaft zu einer Organspende zu erklären, hoch und lässt sie zögern, zu Lebzeiten ihre Zustimmung zu einer Organspende schriftlich in einem Organspendeausweis oder einer Patientenverfügung zu dokumentieren. (Patientenverfügung und Organspende sind kein Widerspruch! Im Kapitel Patientenverfügung wird dies ausführlich erörtert; ein Vorschlag für einen entsprechenden Zusatz zur Patientenverfügung findet sich im Anhang.)

Fraglos ist vielen Menschen die Not und Verzweiflung derer, die dringend auf die Transplantation eines lebenswichtigen Organs warten, bewusst und lässt sie keineswegs unberührt. Zwar haben sie eine grundsätzlich positive Haltung zur Organspende; sie fühlen mit denjenigen, die ohne ein transplantiertes Organ dem Tod geweiht sind; zwar wünschen sie ein höheres Organspendeaufkommen und damit die Rettung von Menschenleben, doch weichen sie aus den genannten Gründen vor dem entscheidenden Schritt zurück, ihr Wünschen in ein Wollen zu übersetzen und damit eine Entscheidung für oder gegen ihre Organspendebereitschaft zu treffen. Denn nicht das Wünschen, das einem Nichttun gleichkommt, allein ein Wollen ist handlungsrelevant und zeigt sich zumindest in der ostentativen Bereitschaft, sich zu engagieren.

80 Prozent der Menschen in Deutschland stehen einer Organspende zwar positiv gegenüber, jedoch nur 35 Prozent besitzen einen Organspendeausweis, in dem sie ihre Entscheidung dokumentiert haben. Von diesen wiederum haben nur

vier Prozent ihren Widerspruch zu einer Organspende dokumentiert; 86 Prozent stimmen einer Organspende zu; sieben Prozent wollen nach ihrem Tod die Entscheidung ihnen nahestehenden Personen überlassen.

Organspende – Für und Wider

Großen Einfluss auf eine Entscheidung haben Information und Aufklärung über alle mit einer Organspende zusammenhängenden medizinischen, ethischen, juristischen und organisatorischen Fragen. Laut einer Umfrage der Bundeszentrale für gesundheitliche Aufklärung im Jahr 2014 fühlen sich nahezu 60 Prozent der Bürger zum Thema Organspende weniger gut bis schlecht informiert.

In einer Untersuchung zur Organspende unter Göttinger und Erlanger Studenten im Jahr 2015 (das sogenannte »Göttinger Organspende-Survey«) wurde jedoch festgestellt, dass Uninformiertheit, Desinteresse und erschüttertes Vertrauen in die Transplantationsmedizin nicht ausreichen, das niedrige – wenn auch derzeit wieder leicht ansteigende – Niveau der Organspenderzahlen zu erklären. Nach den Ergebnissen der Studie spielt die Einstellung zum Hirntod – konkret gesagt: die Gleichsetzung des Hirntods mit dem Tod des Menschen – eine wichtige Rolle für viele, die einer Organspende skeptisch bis ablehnend gegenüberstehen. Zudem sehen Menschen, die einer Spende ablehnend gegenüberstehen, den Körper nicht nur als Materialität und physikochemische Funktionseinheit, sondern als ganzheitliches Gebilde, dem Identität und unverwechselbare Persönlichkeitseigenschaften innewohnen. Für sie geht die Organspende weit über eine bloße medizinische Prozedur und gelebten Altruismus hinaus.

An diesem Punkt öffnet sich ein Feld noch weitgehend unerforschter Fragen, die indes allein durch bessere Information und Aufklärung nicht zu lösen sein dürften, weil sie existentielle Haltungen vieler Menschen betreffen.

Organtransplantation – heute ein Standardverfahren zur Rettung von Menschenleben

Seit Jahrzehnten schon ist die Transplantation von Organen nach vorausgegangener Organspende ein etabliertes und sicheres medizinisches Verfahren, um das Leben von Menschen mit einem versagenden lebensnotwendigen Organ (insbesondere Niere, Herz, Lunge, Leber und Bauchspeicheldrüse) zu erhalten oder ihre Lebensqualität zu verbessern. Auch wenn sie heute ein medizinisches Standardverfahren darstellt, ist die Organtransplantation jedoch mit nicht wenigen rechtlichen und ethischen Problemen behaftet. Hinzu kommt die Tatsache, dass das zur Verfügung stehende Angebot an Organen den Organbedarf seit jeher bei Weitem unterschreitet.

Man unterscheidet hinsichtlich der Herkunft eines gespendeten Organs grundsätzlich zwischen Lebendspende und der Spende eines Organs von einem Verstorbenen (die sogenannte »postmortale Spende«). Die Lebendspende findet in Deutschland verhältnismäßig selten statt und kann nur zwischen genetisch weitgehend ähnlichen Individuen (zum Beispiel Geschwistern) oder sich emotional nahestehenden Menschen (zum Beispiel Ehepartnern) vorgenommen werden. Zudem sind sie nur bei doppelt angelegten Organen möglich, also beispielsweise der Übertragung einer Niere oder eines Organsegments beziehungsweise eines Teils von Leber oder Dünndarm. Die weitaus größte Anzahl der Transplantationen betrifft mithin Organe, die von Verstorbenen stammen, insbesondere sind dies Niere, Leber, Herz und Lunge.

Die Spende der Organe von Verstorbenen ist erst durch den medizinischen Fortschritt möglich geworden. Dieser lässt heute auch die künstliche Aufrechterhaltung lebenswichtiger Funktionen (sogenannter »Vitalfunktionen«), etwa die der natürlichen Atmung durch künstliche Beatmung, zu. Während normalerweise nach dem Stillstand von Atmung und Herz der Tod des Gesamtorganismus eintritt, kann bei alleiniger schwerster Schädigung des Gehirns (Hirnblutung oder Hirnverletzung) und bei rechtzeitig einsetzender künstlicher Beatmung und weiterbestehender autonomer Herztätigkeit der isolierte und unumkehrbare Tod des Gehirns eintreten. Diese Todesdefinition, der Hirntod, wurde zur Grundlage und Voraussetzung einer Organtransplantation in nahezu allen Staaten; in der Bundesrepublik besteht diese seit 1982.

Gesetzliche Regelungen in Europa und Deutschland

Die eher unterdurchschnittliche Spendebereitschaft der deutschen Bevölkerung ist nicht allein auf mangelnde Informiertheit und Aufklärung zurückzuführen. Vielmehr spielen auch unterschiedliche organisatorische Strukturen und Prozesse in den verschiedenen Ländern (zum Beispiel Konzentration auf wenige Transplantationszentren etwa in Spanien) für das Aufkommen von Spenderorganen eine nicht unwesentliche Rolle. Einen erheblichen Einfluss üben letztlich die je nach EU-Land unterschiedlichen Verfahren hinsichtlich der Feststellung einer Einwilligung zur Organspende aus.

Erweiterte Zustimmungslösung

Der Verstorbene muss zu Lebzeiten, zum Beispiel durch Dokumentation in einem Organspendeausweis, einer Organentnahme zugestimmt haben. Liegt keine Zustimmung vor, können die Angehörigen über eine Entnahme entscheiden. Grundlage ihrer Entscheidung ist der ihnen bekannte oder mutmaßliche Wille des Verstorbenen. (Die enge Zustimmungslösung, die voraussetzt, dass der Verstorbene zu Lebzeiten sein Einverständnis zu einer Organentnahme schriftlich dokumentiert haben muss, ist in Europa unüblich.) Die erweiterte Zustimmungslösung gilt beispielsweise in Dänemark, Großbritannien, den Niederlanden, Litauen und Rumänien. Sie gilt auch in der Bundesrepublik, jedoch in modifizierter Form (*siehe unten: Entscheidungslösung*).

Widerspruchslösung

Hat der Verstorbene zu Lebzeiten einer Organentnahme nicht ausdrücklich widersprochen, zum Beispiel in einem Widerspruchsregister, so können Organe zur Transplantation entnommen werden. In manchen Ländern gilt ein Widerspruchsrecht für die Angehörigen. Die überwiegende Anzahl der europäischen Staaten, unter ihnen Belgien, Frankreich, Italien, Finnland, Griechenland, Norwegen, Schweden und Spanien, haben sich diese gesetzliche Regelung zu eigen gemacht.

Entscheidungslösung

Auch in Deutschland gilt gemäß Transplantationsgesetz die erweiterte Zustimmungslösung. Sie wurde im November 2012 durch die sogenannte »Entscheidungslösung« ergänzt. Sie beinhaltet die Verpflichtung der Krankenkassen, ihre Mitglieder in regelmäßigen Abständen schriftlich über den guten Zweck der Organspende umfassend zu informieren und dazu aufzufordern, ihre Einwilligung oder ihre Ablehnung zu bekunden. Zwar beabsichtigt der Gesetzgeber mit der Entscheidungslösung die Erhöhung der Spendebereitschaft innerhalb der Bevölkerung; zugleich besteht er jedoch auf einer ergebnisoffenen Aufklärung und bekennt sich damit zur Selbstbestimmung und freiwilligen Entscheidung des einzelnen Bürgers. Er unterstreicht diesen Standpunkt, indem er von einer Erklärungspflicht ausdrücklich Abstand nimmt: Neben einem Ja oder Nein zur Organspende ist auch eine Nichtäußerung legitim (§ 2 Abs. 2a Transplantationsgesetz).

Faktisch gehen dennoch alle Bemühungen der deutschen Gesundheitspolitik, der Deutschen Stiftung Organtransplantation (DSO), der Krankenkassen und anderer einschlägiger Organisationen unausgesprochen dahin, die Bürger von der ethischen Höherwertigkeit einer dokumentierten Zustimmung zu einer Organspende zu überzeugen, die Kluft zwischen Wünschen und Wollen zu überbrücken und somit von der Alternative einer Ablehnung oder Nichtäußerung zur Organspende Abstand zu nehmen. Manche Stimmen plädieren gar für eine jedem Bürger obliegende ethische Entscheidungspflicht, sich in der Frage der Organspende festzulegen. Problematisch erscheint in diesem Zusammenhang, dass selbst Minderjährige ab 16 Jahren ohne eine neutrale rechtliche und medizinische Beratung und ohne Zustimmung ihrer Eltern wirksam in eine Organspende einwilligen können. (Auch minderjährigen Versicherten ab 16 Jahren wird von den Krankenkassen der Organspendeausweis mit der Aufforderung zugeschickt, ihre Bereitschaft zu einer Organspende oder deren Ablehnung zu dokumentieren.)

Mag eine Zunahme der Organspendebereitschaft auch noch so wünschenswert sein: Noch einmal soll hier hervorgehoben werden: »In der Frage für oder gegen eine Organspende gibt es kein ›Richtig‹ oder ›Falsch‹. Sie können diese Frage nur für sich persönlich beantworten, und niemand hat das Recht, die Entscheidung zu kritisieren«, so ein selten zu hörendes Statement der Bundeszentrale für gesundheitliche Aufklärung aus dem Jahr 2004.[14]

Ablauf einer Organspende

Eine Organspende ist grundsätzlich nur dann zulässig, wenn der Spender oder sein nächster Angehöriger zuvor seine Zustimmung erteilt hat und der Hirntod zweifelsfrei festgestellt worden ist. Um Missbrauch auszuschließen, sieht das Transplantationsgesetz die strikte Trennung der drei Bereiche Organentnahme, Organvermittlung und Transplantation vor.

Organentnahme

Den Hirntod haben zwei in der Stellung dieser Diagnose erfahrene Ärzte unabhängig voneinander zu bestätigen. Sie dürfen weder an der Entnahme der Organe noch an ihrer Vermittlung und Transplantation beteiligt sein. Der Hirntod, das heißt der unumkehrbare Ausfall aller Hirnfunktionen, ist ein absolut sicheres Todeszeichen und kann zweifelsfrei festgestellt werden. In diesem Zustand wird durch Intensivbehandlung einschließlich maschineller Beatmung die Funktionen von Herz, Kreislauf und der übrigen Organe künstlich aufrechterhalten.

Die Unumkehrbarkeit des Ausfalls des gesamten Gehirns ergibt sich durch die im vorangehenden Kapitel dargestellten Ergebnisse klinischer und apparativer Untersuchungen. Noch einmal sei hier darauf hingewiesen, dass die Unumkehrbarkeit des Hirnfunktionsausfalls, und damit der Tod, erst dann sicher nachgewiesen sind, wenn die klinischen Ausfallsymptome nach

12 bzw. 72 Stunden, je nach Ursache des Hirntods, erneut übereinstimmend nachgewiesen sind. Diese »Wartezeiten« gehören weltweit zu den längsten.

Ist der Hirntote medizinisch für eine Organspende geeignet, nimmt der behandelnde Arzt Kontakt zur regionalen Organisationszentrale der Koordinierungsstelle auf, die ihrerseits den Organspender an die Vermittlungsstelle Eurotransplant in Leiden, Holland, meldet. Sodann werden die Organe von einem speziellen Explantationsteam entnommen und auf schnellstem Wege zum Empfänger gesandt. Modernste Konservierungs- und Kühlverfahren erhalten dabei die Funktionsfähigkeit der Organe. Vor der Organentnahme erfolgt eine zeitliche Abstimmung mit dem Transplantationsteam des Empfängers zwecks seiner Vorbereitung für die Implantation des Organs/der Organe.

Organvermittlung

Allein Transplantationszentren dürfen Organe übertragen, und zwar nur dann, wenn der Empfänger geeignet ist und durch eine unabhängige Vermittlungsstelle ausgewählt wurde. Voraussetzung für die Vermittlung eines Spenderorgans ist die Registrierung möglicher Empfänger auf einer Warteliste. Die Entscheidung darüber, ob ein Patient auf die Warteliste gesetzt wird, obliegt dem Transplantationszentrum. Sie erfolgt allein nach medizinischen Kriterien, insbesondere nach Dringlichkeit und Erfolgsaussicht der Transplantation; soziale und finanzielle Gesichtspunkte spielen bei der Vermittlung keine Rolle. Alle Wartelisten in Deutschland werden als eine einheitliche Warteliste geführt, um Verteilungsgerechtigkeit sicherzustellen.

Die Bestimmung der Gewebeverträglichkeit durch die sogenannten »HLA-Merkmale« (die Humanen Leukozyten-Antigene) der Gewebe von Spender und Empfänger ist von zentraler Bedeutung für den Erfolg einer Transplantation. Sie müssen vor der Organübertragung bekannt sein. Ist ein geeignetes Organ gefunden und eine solche Verträglichkeit gegeben, wird der Empfänger, falls er nicht in klinischer Behandlung ist, zu Hause benachrichtigt mit der Bitte, sich auf schnellstmöglichem Weg ins Transplantationszentrum zu begeben.

Patientenverfügung und Organspende

Dass Patientenverfügung und Organspende einander nicht widersprechen, wurde ausführlich im Kapitel Patientenverfügung dargestellt. Im Anhang findet sich ein diesbezügliches Formular für eine Erklärung, die einer Patientenverfügung im Falle der Bereitschaft zur Organspende beizufügen ist.

Ausblick – Perspektiven auf die Zukunft des Sterbens

Dass wir uns, weil wir alternde und endliche Wesen sind, irgendwann vom Leben verabschieden müssen, ist eine uns auferlegte Gewissheit, die die unausgesprochene und evidente Grundlage dieses Leitfadens ist. Richtet man den Blick jedoch in die Zukunft, erscheinen vorsichtige Zweifel an dieser Gewissheit angebracht, denn die Biowissenschaften haben Altern und Endlichkeit längst zu ebenso aufregenden wie lukrativen Forschungsfeldern erklärt – die Endlichkeit menschlicher Existenz, wenn nicht aufzuheben, so doch zu relativieren, ist ihnen längst kein Tabu mehr. Und so soll dieses Buch schließen mit einem Ausblick auf sich heute schon ankündigende Szenarien einer Zukunft, über deren Ferne wir uns vielleicht täuschen.

Zwei Facetten menschlicher Endlichkeit sind es, die zu Beginn des dritten Jahrtausends immer häufiger und nachdrücklicher in den Blick des einzelnen Menschen wie der Gesellschaft insgesamt geraten.

Zum einen sind es die Verheißungen der Medizin und anderer Lebenswissenschaften, die uns zusehends davon zu überzeugen versuchen, dass der uralte Menschheitstraum, Sterblichkeit und Vergänglichkeit zu überwinden, in den Bereich des Möglichen und Machbaren rückt. Raffinierte und tief in die menschliche Biologie eingreifende Mittel und Techniken scheinen das bisher gültige Dogma von unserer Endlichkeit allmählich aufzulösen: Hirndoping, Genetic Engineering, Stammzellenforschung, Nanoroboter, Kryokonservierung, Hybridisierung von Mensch und Maschine – so lauten die

Kernbegriffe der Lebenswissenschaften im vor uns liegenden Jahrhundert. Ihnen wohnt eine Botschaft inne, die die des Arztes Christoph Wilhelm Hufeland, niedergelegt vor 200 Jahren in seinem Buch *Die Kunst das menschliche Leben zu verlängern*, nämlich täglich eine Stunde spazieren zu gehen, geradezu naiv erscheinen lässt. Sterblichkeit – nicht länger unser Schicksal also, wie der einflussreiche und vielfach ausgezeichnete Bioinformatiker Ray Kurzweil unlängst verlauten ließ? Sterblichkeit – vielmehr ein »Unfall« der Evolution? In der Tat, eine Sichtweise auf die belebte Natur und den Menschen, der die Wissenschaft mehr und mehr zu erliegen scheint: Seit 1967 haben sich in den USA bereits mehrere Hundert Menschen bei minus 196 Grad einfrieren lassen in der Hoffnung, ihre tödliche Erkrankung in einer ungewissen Zukunft einer Heilung zugänglich und so ein Weiterleben möglich zu machen.

Zum anderen, entgegen allen Sirenengesängen der Wissenschaft, ist da die Wirklichkeit des Lebensendes in einer Welt ökonomisierter sowie zusehends verrechtlichter Hochleistungs- und Intensivmedizin, die sich trotz heroischer diagnostischer und therapeutischer Vorgehensweisen der Unausweichlichkeit des Alterns und Sterbens zu beugen hat. Ihr kommt das, was Gespräch, Mitmenschlichkeit, Zuwendung und Empathie gerade im Sterbeprozess bedeuten sollten, allzu oft abhanden: Der Patient hatte ein »schweres Sterben«, ein »qualvolles«, ein »nicht enden wollendes« – Aussagen von Menschen über das Lebensende ihrer Angehörigen oder anderen ihnen nahestehenden Menschen, die auch heute noch keineswegs Ausnahmen darstellen.

Mit diesem Spagat – dem sich mit immenser Beschleunigung vollziehenden biomedizinischen Fortschritt und seinen das Wesen der menschlichen Natur erschütternden Innovationen einerseits und dem hierfür zu entrichtenden Preis einer

Existenz, die sich tendenziell dem Endlichen entfremdet und damit ihre bisherige Identität infrage stellt, andererseits – ist mancher Mensch heute überfordert. Von der einst transzendentalen Aufgehobenheit in der Hoffnung auf ein »ewiges Leben« hat sich die übergroße Mehrheit unserer Gesellschaft längst distanziert. Rastlose diesseitige Aktivitätssteigerung und das Verlangen nach immerwährender Jugend beherrschen den Zeitgeist; Schönheit, Gesundheit, Genuss und Glück für alle Zeiten bezeichnen die Attribute eines gelungenen Lebens. Seit Jahrzehnten schon sieht sich unsere Gesellschaft dem Mahlstrom der Angebote eines Marktes ausgesetzt, dessen Verheißungen sie nicht wird entrinnen können und wollen: Anti-Aging-Medizin und Botox to go, Pharmaka zur Steigerung mentaler Leistungs- und Erlebnisfähigkeit sowie die wachsende Akzeptanz plastisch-chirurgischer und prothetischer Eingriffe sind nur der Anfang. Fortsetzen wird sich diese Entwicklung mit heute schon projektierten Eingriffen in unser Genom und die biologischen Mechanismen des Alterungsprozesses selbst.

Sind die westlichen Gesellschaften also auf einem Weg, sich vom Ideal einer *Ars Moriendi*, der Kunst eines gelingenden Sterbens, zu verabschieden? Wird die Medizin künftig dem ihr bislang innewohnenden Auftrag, das Lebensende des Menschen als unverwechselbares individuelles Ereignis mitzugestalten, aufgeben und stattdessen ihr Heil in der Verdrängung von Sterblichkeit und der Verschiebung des Lebensendes suchen? Welche Folgen ergäben sich für die Gesellschaft, wenn die Ressourcen zur Versorgung eines unaufhaltsam wachsenden Heeres von endlos alternden Bürgern nicht mehr aufzubringen wären? Ist es denkbar, irgendwann vielleicht gar unausweichlich, das Sterben einer gesellschaftlichen Regulierung und Kontrolle zu unterwerfen?

In den Vereinigten Staaten scheinen erste Ansätze solcher Szenarien bereits zu gedeihen. Ihren Kern bildet die Erarbeitung von Algorithmen, die unsere Lebensentwürfe und unser Verhalten, oftmals unbemerkt, schon seit Jahren analysieren und beeinflussen. Dies unternimmt beispielsweise das Start-up Aspire Health mit dem Ziel, die verbleibende Lebenszeit schwerstkranker Patienten zu berechnen: In einem aufwendigen Prozess, so der Plan, werden alle verfügbaren Daten eines Patienten von Anbeginn seiner Krankengeschichte – Operationen, Labordaten, Medikamente, künftig auch Genomdaten – in einen Algorithmus eingegeben, der die verbleibende Lebenszeit berechnet. »Wir werden voraussagen können«, so der frühere Transplantationsmediziner und ehemalige Mehrheitsführer der Republikaner im amerikanischen Senat, Bill Frist, »was ein bestimmter Patient kosten wird. Wir können sie für weniger Geld zu Hause palliativmedizinisch versorgen und erreichen damit obendrein eine höhere Zufriedenheit beim Patienten.«

Letzteres darf in einem defizitären Gesundheitssystem, wie es das amerikanische seit jeher darstellt, mit Fug und Recht bezweifelt werden. Vielmehr wird hier – ein ebenso geschickter wie für schwerstkranke Patienten kaum durchschaubarer Schachzug – ihre Versorgung am Lebensende zum Vehikel für Rationierung und Kostenersparnis. Hintergrund für diese Pläne sind die enormen Ausgaben der amerikanischen Versicherung Medicare, die ein Viertel ihres jährlichen Budgets, etwa 150 Milliarden Dollar, für die Behandlung von Patienten in ihrem letzten Lebensjahr aufwendet.

Mit dieser Entwicklung droht eine der größten und einflussreichsten Nationen der Erde einen bedenklichen gesundheitspolitischen Wandel zu vollziehen: Selbstbestimmung und Würde der Menschen hätten einem staatlich installierten Programm zu weichen, das festlegt, wer unter welchen Bedingungen weiterleben darf und wem zu sterben auferlegt wird.

Der verstorbene Zeitdiagnostiker und Philosoph Claus Koch hingegen entwirft in seinem Essay »Wie die Künftigen den Tod bilden werden« ein anderes Szenario[15]: Er sieht eine medikalisierte Gesellschaft heraufziehen, die künftig dem Individuum die ganze Last seiner Lebensplanung und Entscheidungen persönlich aufbürden wird, einschließlich der Umstände, unter denen es stirbt. Menschliches Leben und Sterben, so Koch, können nicht mehr, mögen auch allgemeine Meinung und rechtliche Normen dem noch entgegenstehen, allein Sache der Natur sein. »Stützende und formende Techniken« – ob In-vitro-Fertilisation oder Präimplantationsdiagnostik, Insulinpumpen für Diabetiker oder tiefe Hirnstimulation für Krampfleidende und Parkinsonpatienten, implantierte Defibrillatoren für Herzpatienten oder willentlich steuerbare Armprothesen und Exoskelette für amputierte und hoch querschnittsgelähmte Patienten, um nur wenige dieser Techniken zu nennen – gewinnen für das Leben und Überleben des einzelnen Menschen mehr und mehr an Bedeutung und an Akzeptanz.

Demnach ist allein der durch menschliche Gewalt und Naturkatastrophen herbeigeführte Tod noch als natürlich anzusehen. Außerhalb dieser Geschehnisse bewegen sich Leben und Sterben in einer Kette von Entscheidungen, die artifiziell unter Einschluss der menschlichen Willensentscheidung vollzogen werden. Und eben sie wird vom Sog dessen, was der einzelne Mensch künftig über sich, insbesondere über sein Genom, wissen kann und wissen muss, nicht unberührt bleiben können – und dürfen, denn »Verantwortungslosigkeit eines zur Verantwortung Befähigten wird schwerlich geduldet werden«, so Koch.

In der medikalisierten Gesellschaft wird es daher künftig zur moralischen Pflicht des Bürgers, »Gesundheitsunternehmer« seiner selbst zu werden; bloßer Patient, der eine Therapie »über sich ergehen« lässt, kann und darf er nicht mehr sein; vielmehr ist er dazu zu bringen – und dies wird ein zentraler Auftrag der Medizin sein –, sich auf Grundlage der Kenntnis seiner Anamnese, seines Genoms und anderer Daten mit der Prognose seines ganzen Organismus zu befassen: »Dazu verhilft schließlich das genetische Screening, das zum Pflichttest für alle werden wird. Es soll damit jedermann mitentscheiden, was aus seinem weiteren Leben wird. Jeder ist haftbar für sich, und damit erst ganz Persönlichkeit.«

Das wachsende Wissen sowie die Kontrollierbarkeit des Lebens und des Sterbens nötigen laut Koch zu einer neuen Diskussion über den Zwang zur Freiheit. Sie auszuschlagen oder nicht zu nutzen sei nicht erlaubt, weil dies einer Entscheidung gegen sich selbst gleichkäme. In Kochs Worten: »Nichtentscheidung für oder gegen technischen Fortschritt wäre Verwerfung der eigenen Existenz, wäre inhuman.« Mutig den Tod in die eigene Verfügung zu nehmen – in welcher Weise auch immer –, ihm nicht mehr bewusstlos entgegenzuleben, eben darin sieht Koch eine Chance des Humanen: Es sei eine moralisch überlegene Idee unserer Kultur, dass jedermann seinen Tod »in Helligkeit, bewusst auf sich nehmen kann«.

Zuletzt soll hier eine futuristisch-visionäre, nichtsdestoweniger ernst zu nehmende Vorstellung vom Fortschreiten der menschlichen Evolution erwähnt werden, die mit dem Begriff »Transhumanismus« umschrieben wird. Ziel dieser besonders im angloamerikanischen Sprachraum verbreiteten, vielerlei Strömungen beinhaltenden, sich selbst als streng naturwissenschaftlich verstehenden Denkrichtung ist es letztlich, das Sterben in gewisser Weise gegenstandslos zu machen, das heißt zu überwinden. Die verschiedenen Ansätze des Transhumanismus sind davon überzeugt und forschen intensiv daran, die

Grenzen menschlicher Möglichkeiten, seien es physische, intellektuelle, psychische oder soziokulturelle, durch technologische Verfahren zu erweitern und zu vervollkommnen. Seine Existenz mag physisch – als »Hardware« – zwar in heute kaum vorstellbarer Hochaltrigkeit enden, seine geistig-psychische Dimension indes wird – als »Software« – der Möglichkeit unbegrenzten Fortexistierens zugänglich sein, wie die Exponenten des Transhumanismus, unter ihnen der bereits erwähnte Raymond Kurzweil, heute Leiter der Technologischen Entwicklung bei Google, propagieren.

Dies soll durch neue Technologien wie beispielsweise die Nanotechnologie und Eingriffe in das menschliche Genom sowie die Schaffung von Gehirn-Computer-Schnittstellen, die das »Hochladen« des menschlichen Bewusstseins in digitale Speicher möglich machen – gleichsam eine Transplantation des in den Neuronen unseres Gehirns aufgehobenen Selbst auf eine Festplatte –, zu verwirklichen sein. Das Resultat wäre ein Wesen neuer Qualität, eine Mensch und Maschine miteinander verschmelzende posthumane Existenz: ein Cyborg, dessen »Leben« an keine biologischen Grenzen mehr gebunden wäre. Nach den Vorstellungen der Transhumanisten ein Wesen, das das Gefüge der biologischen Evolution hinter sich gelassen hätte und von diesem Zeitpunkt an seine Zukunft selbst zu steuern in der Lage wäre. Kritisiert oder verworfen wird die transhumanistische Ideenwelt von namhaften Wissenschaftlern und Philosophen. Zwar begreift der Transhumanismus sich selbst als Erbe des Humanismus und als Vollendung der Aufklärung und insofern als dem Fortschritt verpflichtet. Doch lässt er entscheidende Fragen, von denen hier nur wenige aufgeworfen werden können, unbeantwortet: Darf beispielsweise der nicht zu leugnende technische Fortschritt mit dem gesellschaftlichem Fortschritt als solchem in eins gesetzt werden, wie es der Transhumanismus propagiert? Ist menschliches Selbstbewusstsein (möglicherweise) nicht allein wissenschaftlich zu erfassen? Kann es überhaupt erst in zwischenmenschlichen Zusammenhängen entstehen?

Dennoch ist Zurückhaltung angebracht, den Transhumanismus von vornherein als bloße Phantasterei abzutun oder seine Visionen als »die gegenwärtig gefährlichsten Ideen überhaupt« zu brandmarken, wie es der renommierte Politikwissenschaftler und Philosoph Francis Fukuyama getan hat. Andere Kritiker, etwa Jürgen Habermas, halten ihn aus ethischer Sicht für indiskutabel und warnen vor ihm, weil das, was seit jeher als »menschlich« gilt, biotechnologischen Eingriffen versagt sein sollte.

Was aber ist das »Menschliche«? Ist der Mensch ermächtigt, so eine der ebenso zentralen wie höchst strittigen Fragen, sich selbst zu entwerfen? Ist der Begriff »menschliche Hybris« noch angemessen? Darf er überhaupt infrage gestellt werden? Tatsache ist: Der wissenschaftliche Fortschritt wird nicht aufzuhalten sein. Und eine offene Gesellschaft kann gar nicht anders, ja, sie hat die Verpflichtung, sich dem Neuen, auch wenn es (heute noch) ungeheuerlich erscheinen mag, zu öffnen und die Auseinandersetzung mit ihm zu suchen.

Mit Blick auf die hier geschilderten Szenarien mag mancher Zeitgenosse den Aussichten, die die Zukunft des Sterbens erwarten lassen, mit Beklemmung und Erschrecken entgegensehen, Gelassenheit und Zuversicht nicht ausgeschlossen. Noch aber leben wir in einer Gegenwart, die uns mit naheliegenderen Herausforderungen konfrontiert. Ihnen nicht hilflos ausgeliefert zu sein und von ihnen nicht überrollt zu werden ist Sinn und Zweck dieses Buches, dem der Autor, so sein Wunsch, hoffentlich gerecht werden konnte.

ANHANG

Dank

Mein besonderer Dank gilt meinem Freund Rechtsanwalt Wolfgang Putz für wertvolle Kritik und Anregungen, die den rechtlichen Aspekten des Textes enorm zugutekamen.

Mein Dank geht auch an meinen Lektor Stefan Mayr für fruchtbare Diskussionen und Klarstellung manch anfänglicher Textunschärfen.

Anmerkungen

1 Friedhelm Hufen, »In Dubio pro Dignitate«, in: *Neue Juristische Wochenschrift* 12 (2001), S. 851.

2 BVerfG 63, 343 (357), Rechtshilfevertrag.

3 D. N. Husak, »Paternalism and Autonomy«, in: *Philosophy and Public Affairs* 10 (1981), S. 27–46.

4 Ralf J. Jox et al., »Patientenverfügungen bei Demenz: Der ›natürliche Wille‹ und seine ethische Einordnung«, in: *Deutsches Ärzteblatt* 111, 10 (2014), S. 394–396.

5 § 1896 Abs. 1 BGB, Voraussetzungen.

6 Friedhelm Hufen, »In Dubio pro Dignitate«, S. 855.

7 Die Schwenninger Krankenkasse, Bevölkerungsrepräsentative Umfrage: Die letzte Lebensphase – Auseinandersetzung mit Krankheit, Leid und Sterben, 17. Juni 2014.

8 Presseinformation der Ruhr-Universität Bochum vom 6. September 2010.

9 Karl Jaspers, *Philosophie*, Bd. II: *Existenzerhellung*, Berlin 1932, S. 308f.

10 BVerfG 63, 343 (357), Rechtshilfevertrag.

11 Pressemitteilung 11/2017 des Bundesverwaltungsgerichts vom 2. März 2017.

12 F. Thömke/S. L. Weilemann, »Prognose kardiopulmonal reanimierter Patienten – ein Diskussionsbeitrag«, in: *Deutsches Ärzteblatt* 104, 42 (2007), S. 2879–2885.

13 J.D. Murphy et al., »Outcomes of Cardiopulmonary Resuscitation in the Elderly«, in: *Annuals of Internal Medicine* 111, 3 (1989), S. 199–205.

14 »Organspende?! – Ich habe mich entschieden«, Eine Information der Bundeszentrale für gesundheitliche Aufklärung, Köln 2004.

15 Claus Koch, »Wie die Künftigen den Tod bilden werden«, in: *Merkur* 58 (2004), Heft 657, S. 29–38.

Weiterführende Literatur

Borasio, G. D., et al. (Hg.), *Assistierter Suizid. Der Stand der Wissenschaft*, Berlin/Heidelberg 2017.

–, *Selbstbestimmt sterben. Was es bedeutet, was uns daran hindert, wie wir es erreichen können*, München 2014.

–, »Sterben im Wachkoma: Erkenntnisse aus der Palliativmedizin«, in: Jox, R. J., et al. (Hg.), *Leben im Koma. Interdisziplinäre Perspektiven auf das Problem des Wachkomas*, Stuttgart 2011, S. 109–121.

Chabot, B./Walther, C., *Ausweg am Lebensende. Selbstbestimmtes Sterben durch freiwilligen Verzicht auf Essen und Trinken*, München 2011.

Dreier, H., *Bioethik. Politik und Verfassung*, Tübingen 2013.

Dworkin, R., *Die Grenzen des Lebens. Abtreibung, Euthanasie und persönliche Freiheit*, Reinbek 1994.

Gehring, P., et al. (Hg.), *Ambivalenzen des Todes. Wirklichkeit des Sterbens und Todestheorien heute*, Darmstadt 2007.

Heinrich-Böll-Stiftung (Hg.), *Selbstbestimmung im Dialog. Patientenautonomie – Vorsorge – Verantwortung*, Berlin 2008.

Hilt, A., et al. (Hg.), *Endlichkeit, Medizin und Unsterblichkeit. Geschichte – Theorie – Ethik*, Stuttgart 2010.

Jens, T., *Du sollst sterben dürfen*, Gütersloh 2015.

Jox, R. J., *Sterben lassen. Über Entscheidungen am Ende des Lebens*, Hamburg 2011.

Jox, R. J., et al. (Hg.), *Leben im Koma. Interdisziplinäre Perspektiven auf das Problem des Wachkomas*, Stuttgart 2011.

Kamann, M., *Todeskämpfe. Die Politik des Jenseits und der Streit um die Sterbehilfe*, Bielefeld 2009.

Koch, C., *Das Ende der Natürlichkeit. Eine Streitschrift zu Biotechnik und Biomoral*, München 1994.

Nuland, S. B., *Wie wir sterben. Ein Ende in Würde?*, München 1994.

Putz, W./Gloor, E., *Sterben dürfen*, Hamburg 2011.

Putz, W./Steldinger, B., *Patientenrechte am Ende des Lebens. Vorsorgevollmacht – Patientenverfügung – Selbstbestimmtes Sterben*, 5. Aufl., München 2014.
de Ridder, M., *Wie wollen wir sterben? Plädoyer für eine neue Sterbekultur in Zeiten der Hochleistungsmedizin*, München 2010.
–, *Welche Medizin wollen wir? Warum wir den Menschen wieder in den Mittelpunkt ärztlichen Handelns stellen müssen*, München 2015.

Statistische Angaben

Daten zu Sterben, Pflegebedürftigkeit und Palliativversorgung in Deutschland (2014)

Bevölkerung BRD		81,2 Mill.
Lebenserwartung	Männer	78 Jahre
	Frauen	83 Jahre
Sterbefälle insgesamt:		868 356
	Männer	422 225
	Frauen	446 131

Wichtigste Todesursachen (Männer und Frauen)

Herz-Kreislauf-Erkrankungen	338 056
Krebserkrankungen	223 758

Die zehn häufigsten natürlichen Todesursachen (Männer)

Chronische koronare Herzkrankheit	35 399	(8,4 Prozent)
Lungen- und Bronchialkrebs	29 536	(7,0 Prozent)
Akuter Herzinfarkt	27 188	(6,4 Prozent)
Herzinsuffizienz (Herzschwäche)	16 038	(3,8 Prozent)
Chronisch obstruktive Lungenerkrankung (COPD)	25 364	(3,6 Prozent)
Prostatakrebs	13 704	(3,2 Prozent)
Ungenaue Todesursache	8 667	(2,1 Prozent)
Dickdarmkrebs	8 578	(2,0 Prozent)
Bauchspeicheldrüsenkrebs	8 231	(1,9 Prozent)

Die zehn häufigsten Todesursachen (Frauen)

Chronische koronare Herzkrankheit	34 491	(7,7 Prozent)
Herzinsuffizienz (Herzschwäche)	28 513	(6,4 Prozent)
Akuter Herzinfarkt	20 993	(4,7 Prozent)

Brustkrebs	17 670	(4,0 Prozent)
Demenz (alle Formen)	17 410	(3,9 Prozent)
Hypertensive Herzkrankheit (Bluthochdruck)	16 453	(3,7 Prozent)
Lungen- und Bronchialkrebs	15 513	(3,5 Prozent)
Chronisch obstruktive Lungenerkrankung (COPD)	11 644	(2,6 Prozent)
Vorhofflattern, -flimmern (des Herzens)	10 990	(2,5 Prozent)
Schlaganfall (Blutung oder Gefäßverschluss)	10 621	(2,4 Prozent)

Nicht natürliche Todesursachen (Männer und Frauen)

Insgesamt	34 667
Sturz	11 582
Verkehrstote	3 459
Suizid	10 209
(75 Prozent Männer, 25 Prozent Frauen)	

Pflegebedürftigkeit

Pflegebedürftige insgesamt	2 626 206
Zu Hause versorgt	1 861 775
Allein durch Angehörige (Pflegegeld)	1 245 929
Zusammen mit ambulanten Pflegediensten	615 846
Vollstationär in Heimen versorgt	764 431

Palliativversorgung (2016)

Palliativstationen insgesamt (an Krankenhäusern)	304
Stationäre Hospize	235
davon Kinderhospize	14
Ambulante Hospiz- und Palliativdienste	1 500
davon SAPV-Teams (spez. amb. Palliativversorgung)	270

Der Anteil der in Deutschland Verstorbenen, die vor ihrem Tod ambulant oder stationär palliativmedizinisch beziehungsweise hospizlich versorgt wurden, liegt derzeit bei circa 25 Prozent.

Zahlen und Fakten zur Organspende in Deutschland

Gesamtzahl der Organspenden in der Bundesrepublik zwischen 1963 und 2015:

In diesem Zeitraum wurden 124 269 Organe gespendet und transplantiert: 12 218 Herzen, 5243 Lungen, 80 294 Nieren, 22 850 Lebern und 3664 Bauchspeicheldrüsen. Zu berücksichtigen ist dabei, dass die Anzahl der transplantierten Organe höher ist als die Anzahl der Organspender. 2015 wurden durchschnittlich 3,3 Organe pro Spender entnommen und transplantiert.

Seit 2010 ist ein Abwärtstrend bei der Spendebereitschaft der deutschen Bevölkerung festzustellen, der sich noch einmal verstärkte, nachdem 2012 die Manipulation der Wartelistendaten einiger Transplantationszentren offenbar geworden waren. Dies hatte zu einer erheblichen Verunsicherung in der Bevölkerung wie auch bei den Mitarbeitern der Entnahmekrankenhäuser geführt. Die folgenden Zahlen zeigen, dass dieser Trend 2015 zum Stillstand kam:

Organspender in Deutschland (2010–2015)

2010	2011	2012	2013	2014	2015
1 296	1 200	1 046	876	864	877

Wichtigste Todesursachen der Organspender (2015)

Hirnblutung	circa 60 Prozent
Aufgehobene Hirndurchblutung (»Schlaganfall«)	circa 16 Prozent
Schwerste Schädelhirnverletzung	circa 10 Prozent

Alter der Organspender

Jünger als 16 Jahre	29
16 bis 54 Jahre	384
55 bis 64 Jahre	194
Älter als 65 Jahre	270

Organspendebedarf (2015):

Herz	790
Lunge	409

Niere	7 781
Leber	1 280

Mehr als 11 000 Menschen warteten am 31. Dezember 2015 auf ein Spenderorgan. Pro Tag kommen 14 Menschen, die einer Organspende bedürfen, hinzu. Täglich werden elf Transplantationen durchgeführt. Jeden Tag versterben drei Menschen, weil ein Spenderorgan nicht zur Verfügung steht. (Sämtliche Zahlen zur Organspende fußen auf Angaben der Deutschen Stiftung Organtransplantation (DSO). Ihre Internetadresse lautet: www.dso.de.)

Beratung und Hilfe für Patienten und Angehörige

Die nachfolgend aufgeführten Websites und Portale erheben keinen Anspruch auf Vollständigkeit. Sie können aber dazu beitragen, krankheitsspezifische sowie lokale Angebote ausfindig zu machen. Auf diesem Gebiet existiert erfreulicherweise große Dynamik, sodass sich die Suche im Internet in jedem Falle lohnt.

Palliativmedizin und Hospiz

Patienteninformationsportal: www.patienten-information.de
www.palliativportal.de
Deutsche Gesellschaft für Palliativmedizin (DGP):
www.dgpalliativmedizin.de
Deutscher Hospiz- und PalliativVerband e.V.: www.dhpv.de
www.wegweiser-hospiz-und-palliativmedizin.de

Spezielle Krankheitsbilder

Deutsche Krebshilfe: www.krebshilfe.de
Deutsche Alzheimer Gesellschaft e.V.:
www.deutsche-alzheimer.de
Deutsche Gesellschaft für Muskelkranke e.V. (DGM):
www.dgm.org und www.lateralsklerose.info

Künstliche Ernährung

www.uniklinikum-muenchen.de
(→ künstliche Ernährung und Flüssigkeitsversorgung)

Spirituelle Hilfe

www.spiritualcare.de

Alternative Vordrucke zu Patientenverfügung und Vorsorgevollmacht, die die gesetzlichen Vorgaben erfüllen:

Bundesministerium der Justiz und für Verbraucherschutz (BMJV): www.bmjv.de
(→ Publikationen → Patientenverfügung)

Humanistischer Verband Deutschlands: www.patientenverfuegung.de

Deutsche Gesellschaft für Humanes Sterben: www.dghs.de/service/ihre-patientenverfuegung.html

Christliche Patientenverfügung der Caritas: www.dbk-shop.de/media/files_public/weenxmrrf/DBK_620.pdf

Mustervorlagen

Patientenverfügung

Für den Fall, dass ich, ...
(Name, Vorname, Geburtsname)

geboren am .... in...

wohnhaft in ....

meinen Willen nicht mehr bilden oder verständlich äußern kann, <u>bestimme ich</u> folgendes:

Zutreffendes habe ich hier angekreuzt:
(Sie können zusätzlich die Textpassagen, die für Sie nicht gelten sollen, streichen)

1. Situationen, für die diese Verfügung gilt:

- Wenn ich mich aller Wahrscheinlichkeit nach unabwendbar im unmittelbaren Sterbeprozess befinde. ☐
- Wenn ich mich im Endstadium einer unheilbaren, tödlich verlaufenden Krankheit befinde, selbst wenn der unmittelbare Sterbeprozess noch nicht absehbar ist. ☐
- Wenn in Folge einer Gehirnschädigung meine Fähigkeiten, Einsichten zu gewinnen, Entscheidungen zu treffen und mit anderen Menschen in Kontakt zu treten, nach Einschätzung zweier erfahrener Ärzte aller Wahrscheinlichkeit nach unwiederbringlich erloschen sind, selbst wenn gelegentliche Reaktionen auf äußere Reize beobachtet werden und der Tod noch nicht absehbar ist. Dies gilt für eine direkte Gehirnschädigung z.B. durch Unfall, Schlaganfall, Entzündung oder fortgeschrittenen Hirnabbauprozess ebenso wie für indirekte Gehirnschädigung z.B. nach Wiederbelebung, Schock oder Lungenversagen. Es ist mir bewusst und ich habe bei den hier niedergelegten Entscheidungen bedacht, dass in solchen Situationen die Fähigkeit zu Empfindungen erhalten sein kann, dass aber eine Besserung dieses Zustands äußerst unwahrscheinlich ist. ☐
- Wenn ich in Folge eines weit fortgeschrittenen Hirnabbauprozesses (z. B. bei Demenzerkrankung) auch mit ausdauernder Hilfestellung nicht mehr in der Lage bin, Nahrung und Flüssigkeit auf natürliche Weise zu mir zu nehmen. ☐

Vergleichbare, hier nicht ausdrücklich erwähnte Krankheitszustände sollen entsprechend beurteilt werden.

Bitte auch diese Seite unterschreiben: .... Ort, Datum .... Unterschrift

2. In allen unter Punkt 1 beschriebenen und angekreuzten Situationen <u>**verlange**</u> <u>**ich:**</u>

- Lindernde pflegerische Maßnahmen, insbesondere Mundpflege zur Vermeidung des Durstgefühls sowie lindernde ärztliche Maßnahmen, Medikamente zur wirksamen Bekämpfung von Schmerzen, Luftnot, Angst, Unruhe, Erbrechen und anderen Krankheitserscheinungen. Die Möglichkeit einer Verkürzung meiner Lebenszeit durch diese Maßnahmen nehme ich in Kauf. ☐

3. In allen unter Punkt 1 beschriebenen und angekreuzten Situationen <u>**verbiete**</u> <u>**ich:**</u>

- alle lebensverlängernden oder lebenserhaltenden Therapien oder Maßnahmen, die nicht ausschließlich die Linderung von Leiden zum Ziel haben. Insbesondere verbiete ich maschinelle Beatmung, künstliche Ernährung, Dialyse oder Operationen. Bereits eingeleitete Maßnahmen sind zu beenden. ☐
- Wiederbelebungsmaßnahmen ☐

4. Insbesondere in den Situationen, in denen der Tod nicht unmittelbar bevorsteht (z. B. Komafälle), <u>**verbiete**</u> **ich künstliche Beatmung sowie jede Art der künstlichen Ernährung und künstlichen Flüssigkeitsgabe** (sowohl über eine Sonde durch den Mund, die Nase, die Bauchdecke oder über die Vene). ☐
Solche Maßnahmen sind zu beenden, falls sie bereits eingeleitet wurden.

- Sollte ich Träger eines Defibrillators sein, so ist dieser zu deaktivieren. ☐

5. Zusätzliche Erklärung für einen fortschreitenden Hirnabbauprozess (z.B. Demenz):
Sie können diese Regelung schon jetzt rein vorsorglich treffen, ohne dass Sie derzeit schon die Diagnose einer solchen Krankheit haben. Alternativ können Sie die Regelung bis zur Feststellung einer solchen Diagnose zurückstellen. In jedem Fall wird der/die Bevollmächtigte entscheiden müssen, ob der Zeitpunkt der Umsetzung der nachfolgenden Regelungen nach Ihrem Willen schon erreicht ist.

Unabhängig vom Stadium der Erkrankung, **unabhängig** von meiner Fähigkeit, selbst noch Nahrung und Flüssigkeit aufnehmen zu können und unabhängig von meiner geistigen Beeinträchtigung <u>**verbiete ich**</u>

- eine Wiederbelebung im Falle eines Herz-Kreislaufstillstandes (Überlegen Sie, ob Sie ggf. frühzeitig eine Deaktivierung eines bei Ihnen implantierten Defibrillators herbeiführen wollen). ☐
- jede lebensverlängernde ärztliche Behandlung bei einer hinzutretenden, potentiell tödlich verlaufenden Krankheit, damit ich sterben kann. Es darf dann nur noch eine palliative Behandlung stattfinden, die Schmerzen und quälende Symptome lindert. ☐

Die Befolgung dieser Wünsche ist nach geltendem Recht keine verbotene aktive Sterbehilfe.

Bitte auch diese Seite unterschreiben:

....
Ort, Datum

....
Unterschrift

6. Hinweise zu meiner Patientenverfügung:

Ich habe diese Verfügung nach sorgfältiger Überlegung erstellt. Sie ist Ausdruck meines Selbstbestimmungsrechtes. Darum wünsche ich nicht, dass mir in der konkreten Situation der Entscheidungsunfähigkeit eine Änderung meines hiermit bekundeten Willens unterstellt wird, solange ich diesen nicht ausdrücklich (schriftlich oder nachweislich mündlich) widerrufen habe. Ich weiß, dass ich die Patientenverfügung jederzeit abändern oder widerrufen kann, solange ich einwilligungsfähig bin.

Sollte ich meine Patientenverfügung jedoch ganz oder teilweise widerrufen, wenn Situationen eintreten, die ihre Umsetzung verlangen, so muss durch ein Gutachten eines Facharztes für Neurologie oder Psychiatrie, der nicht in der Einrichtung tätig sein darf, in der ich mich ggf. befinde, nachgewiesen sein, dass ich hierzu die notwendige Entscheidungsfähigkeit habe. Bleiben Zweifel, so ist diese Patientenverfügung als mein fortgeltender und damit aktueller Wille zu respektieren und umzusetzen. Auf einen aktuellen Widerruf darf dann nicht abgestellt werden, erst recht nicht, wenn ein solcher Widerruf nur aus einem »natürlichen Willen« meinerseits hergeleitet wird.

Sofern in dieser Patientenverfügung oder in einer Anlage Erläuterungen zu meinen Wertvorstellungen oder Angaben zu bestehenden Krankheiten beigefügt sind, sollen sie als erklärender Bestandteil dieser Verfügung angesehen werden.

....	....	....
Ort	Datum	Unterschrift

7. Erneuerung der Patientenverfügung:

Es empfiehlt sich, diese Verfügung regelmäßig (z.B. alle ein bis zwei Jahre) mit Unterschrift zu bestätigen. Eine erneute Bestätigung bzw. eine Überarbeitung ist sinnvoll, wenn eine wesentliche Änderung Ihrer persönlichen Lebensumstände, insbesondere im gesundheitlichen Bereich, eintritt.

Ort	Datum	Unterschrift

8. Beratung bei der Abfassung der Patientenverfügung:

Eine Beratung ist empfehlenswert, aber für die Rechtsverbindlichkeit dieser Verfügung nicht Voraussetzung! Es empfiehlt sich, die Beratung durch einen Arzt, Rechtsanwalt, Hospizverein oder Betreuungsstelle durch eine kurze Notiz auf dieser Patientenverfügung zu dokumentieren. Ein solches Beratungsgespräch kann unterstreichen, dass Sie Ihre Wünsche ernsthaft und im Bewusstsein ihrer Bedeutung zum Ausdruck gebracht haben.

Bei der Abfassung meiner Patientenverfügung habe ich mich beraten lassen von:

Datum, (Praxis-) Stempel oder Bezeichnung der Einrichtung, Organisation oder Name des Arztes, Unterschrift des Beraters, ggf. zusätzliche Erklärungen des Beraters, zum Beispiel zum Gesundheitszustand der/des Verfügenden bei Erstellung der Patientenverfügung:

....

....

Auch wenn keine Beratung erfolgte, sollten Sie hier den Arzt Ihres Vertrauens benennen, damit bei ihm Rücksprache genommen werden kann:

Arzt /Ärztin meines Vertrauens ist: ....

Anschrift, Telefon, Fax: ....

....

9. a) Hinweis auf (eine) existierende Vorsorgevollmacht(en):

Ich habe zusätzlich zur Patientenverfügung Vorsorgevollmacht(en) erstellt und den Inhalt der Patientenverfügung mit dem/der/den Bevollmächtigten besprochen ☐

Name:	Name: ....
Anschrift:	Anschrift: ....
....	....
Telefon:	Telefon: ....

9. b) Hinweis für die Einrichtung einer rechtlichen Betreuung (alternativ zu a):

Ich habe niemandem Vorsorgevollmacht erteilt und wünsche, dass ein vom Betreuungsgericht für mich bestellter Betreuer meinem Willen, wie er sich aus dieser Patientenverfügung ergibt, Ausdruck verschafft und ihn durchsetzt. ☐

Bitte auch diese Seite unterschreiben:

.... Ort, Datum

.... Unterschrift

10. Raum für persönliche Erklärungen:

....

....

....

....

....

....

....

....

....

Diese Patientenverfügung ist nach den § 1901 ff. BGB (Patientenverfügungsgesetz) für jedermann rechtsverbindlich. Sie kann bei Missachtung mit anwaltlicher Hilfe, ggf. auch gerichtlich, gegen Kliniken, Ärzte und Pflegeheime durchgesetzt werden. Eine Missachtung ist zudem als Körperverletzung strafbar. Die Umsetzung einer Patientenverfügung bedarf nur in Konfliktfällen zwischen Arzt und Bevollmächtigtem bzw. Betreuer einer betreuungsgerichtlichen Genehmigung (§ 1904 BGB).

PUTZ · SESSEL · STELDINGER
RECHTSANWÄLTE
KANZLEI FÜR MEDIZINRECHT

Quagliostraße 7 · 81543 München · Telefon: 089 / 65 20 07 · Fax: 089 / 65 99 89
kanzlei@putz-medizinrecht.de • www.putz-medizinrecht.de

Bitte auch diese Seite unterschreiben:

....
Ort, Datum

....
Unterschrift

Textzusatz zur Patientenverfügung für die Regelung bei schleichender Demenz, Alzheimer-Krankheit oder vergleichbarer gesundheitlicher Entwicklungen.

Sollte ich an einer langsam schleichenden zunehmenden Erkrankung des Gehirns wie z.B. Altersdemenz oder Alzheimer-Krankheit leiden, so verfüge ich, dass auf keinen Fall jemals eine künstliche Ernährung über eine Magensonde, sei es durch die Nase oder die Bauchdecke, ebenso keinerlei künstliche Ernährung über die Venen stattfinden darf. Ich weiß, dass ich dann an mangelnder Flüssigkeitszufuhr entsprechend dem natürlichen Gang dieser Krankheit versterben werde. Dies ist mein Wunsch. Ich will in einem solchen Fall keine Verlängerung dieser ansonsten womöglich extrem langsam zum Tode führenden Krankheiten durch künstliche Zufuhr von Nahrung und Flüssigkeit. Solange ich über den Löffel ernährt werden kann, also beim Füttern mitwirke, soll dies geschehen. Eine mangelnde Mitwirkung, sei es aus Protest oder sei es unbewusst, darf keinesfalls künstlich ersetzt werden.

Im Falle einer hinzutretenden Erkrankung (Interkurrenterkrankung), an der ich ohne Heilbehandlung sterben könnte verbiete ich jede medizinische Behandlung, die die Bekämpfung der Krankheit (z.B. Antibiotika bei Lungenentzündung) zum Ziel hat. Ich will dann nur palliativ behandelt und gepflegt werden, damit ich an dieser „willkommenen Erlösung" sterben kann ohne leiden müssen. In einem solchen Fall darf eine mir gegebenenfalls noch mögliche natürliche Nahrungsaufnahme durch normales Essen und Trinken auf keinen Fall als Wille oder Zustimmung zur medizinischen Behandlung zur Heilung einer ansonsten potentiell tödlich verlaufenden Interkurrenterkrankung interpretiert werden!

Sollte ich in einem Krankheitszustand, wie ich ihn soeben geschildert habe (Demenz oder vergleichbare Erkrankungen) von selber oder auf Befragung meine soeben festgelegte Patientenverfügung widerrufen, so verlange ich, dass durch das Gutachten eines Facharztes für Neurologie oder Psychiatrie festgestellt wird, dass ich die notwendige Einsicht für diesen Widerruf **sicher** noch habe. Sollte dies **nicht sicher** sein, so hat es bei meiner in dieser Patientenverfügung niedergelegten Entscheidung zu verbleiben.

……………………………………, den………………

Ort Datum

……………………………………………………

Unterschrift

Putz • Sessel • Steldinger

Rechtsanwälte – Kanzlei für Medizinrecht

Quagliostr. 7, 81543 München, Tel.: 089 - 65 2007, FAX: 089 – 65 99 89

kanzlei@putz-medizinrecht.de • www.putz-medizinrecht.de

Erklärung zur Organspende

Ich, ...
(Name, Vorname, Geburtsname)

....
(Geburtsdatum, Geburtsort, Anschrift)

....

habe eine Patientenverfügung erstellt. Ich erkläre zugleich meine Bereitschaft, dass nach meinem Tod Organe und Gewebe zur Transplantation entnommen werden dürfen.

Es ist mir bewusst, dass erst nach dem Absterben aller Areale meines Gehirns (Gesamthirntod) Organe und Gewebe entnommen werden dürfen. Es ist mir auch bewusst, dass die Organe bei Entnahme so gesund wie möglich sein sollen. Es ist mir bewusst, dass deshalb mitunter auch schon vor der Feststellung des Gesamthirntodes eine künstliche Beatmung oder eine andere sog. organprotektive Therapie mit der möglichen Folge einer kurzfristigen Lebensverlängerung erforderlich ist. Dies widerspricht nicht dem Sinn meiner Patientenverfügung.

Ich bin in diesem Fall einverstanden, dass mein Leben um Stunden oder wenige Tage künstlich verlängert wird. Mit palliativmedizinischer Betreuung in dieser Phase muss ausgeschlossen werden, dass ich unter dieser Lebensverlängerung leide.

...., den ....
(Ort, Datum)

....
(Unterschrift)

PUTZ · SESSEL · STELDINGER
RECHTSANWÄLTE
KANZLEI FÜR MEDIZINRECHT

Quagliostraße 7 · 81543 München · Telefon: 089 / 65 20 07 · Fax: 089 / 65 99 89
kanzlei@putz-medizinrecht.de • www.putz-medizinrecht.de

Vorsorgevollmacht

Ich,

....

(Name, Vorname, Geburtsname) **(Vollmachtgeber/in)**

....

(Geburtsdatum, Geburtsort)

....

(Anschrift)

....

(Telefon, Fax, Email)

erteile hiermit Vollmacht mit der Berechtigung, in einzelnen Angelegenheiten Untervollmacht zu erteilen, und mit der Maßgabe, dass diese Vollmacht über den Tod hinaus bis zu einem Widerruf durch meine Erben gelten soll, an

....

(Name, Vorname, Geburtsname) **(bevollmächtigte Person)**

....

(Geburtsdatum, Geburtsort)

....

(Anschrift)

....

(Telefon, Fax, Email)

Diese Vertrauensperson wird hiermit bevollmächtigt, mich in allen Angelegenheiten zu vertreten, die ich im Folgenden mit „Ja" angekreuzt habe, auch wenn ich nach Errichtung dieser Urkunde geschäftsunfähig geworden sein sollte.

Die Vollmacht ist nur wirksam, solange die bevollmächtigte Person die Vollmachtsurkunde besitzt und bei Vornahme eines Rechtsgeschäfts die Urkunde im Original vorlegen kann.

Bitte auch diese Seite unterschreiben:

....

(Ort, Datum) (Unterschrift des Vollmachtgebers/der Vollmachtgeberin)

Gesundheitssorge / Pflegebedürftigkeit Ja ☐ Nein ☐

- Sie darf in allen Angelegenheiten der Gesundheitssorge entscheiden, ebenso über alle Einzelheiten einer ambulanten oder (teil-)stationären Pflege. Sofern ich eine Patientenverfügung erstellt habe, muss diese beachtet werden.
- Sie darf insbesondere in sämtliche Maßnahmen zur Untersuchung des Gesundheitszustandes, in Heilbehandlungen oder ärztliche Eingriffe einwilligen, auch wenn die begründete Gefahr besteht, dass ich aufgrund der Maßnahme sterbe oder einen schweren und länger dauernden gesundheitlichen Schaden erleide (§ 1904 Abs. 1 BGB).*)
- Sie darf insbesondere ihre Einwilligung in medizinisch angezeigte Maßnahmen zur Untersuchung des Gesundheitszustandes, Heilbehandlungen oder ärztliche Eingriffe verweigern oder widerrufen, auch wenn die begründete Gefahr besteht, dass ich aufgrund des Unterbleibens oder des Abbruchs der Maßnahme sterbe oder einen schweren und länger dauernden gesundheitlichen Schaden erleide (§ 1904 Abs. 2 BGB). Sie darf somit auch die Einwilligung zum Unterlassen oder Beenden lebensverlängernder Maßnahmen, wie z.B. künstlicher Ernährung oder künstlicher Beatmung, erteilen.*)
- Sie darf Krankenunterlagen einsehen und deren Herausgabe an Dritte bewilligen. Ich entbinde alle mich behandelnden Ärzte und nichtärztliches Personal gegenüber meiner bevollmächtigten Vertrauensperson von der Schweigepflicht. Sie darf ihrerseits Mitarbeiter von Versicherungsunternehmen bzw. privatärztlichen Verrechnungsstellen von deren Schweigepflicht entbinden.
- Sie darf über meine Unterbringung mit freiheitsentziehender Wirkung (§ 1906 Abs. 1 BGB) einschließlich ärztlicher Zwangsmaßnahmen (§ 1906 Abs. 3 BGB) und über freiheitsentziehende Maßnahmen (z.B. Bettgitter, Medikamente u.Ä.) in einem Heim oder einer sonstigen Einrichtung (§ 1906 Abs. 4 BGB) entscheiden, solange dergleichen zu meinem Wohle erforderlich ist.**)

Aufenthalt und Wohnungsangelegenheiten Ja ☐ Nein ☐

- Sie darf meinen Aufenthalt bestimmen, mich bei der Meldebehörde an- und abmelden, Rechte und Pflichten aus dem Mietvertrag über meine Wohnung einschließlich einer Kündigung wahrnehmen sowie meinen Haushalt auflösen und einen neuen Wohnraummietvertrag oder einen Heimvertrag abschließen und kündigen.

Post und Telekommunikation Ja ☐ Nein ☐

- Sie darf die für mich bestimmte Post - auch Einschreiben mit dem Vermerk »eigenhändig« - entgegennehmen und öffnen. Das gilt auch für E-mails und das Abhören von Anrufbeantwortern oder Mailbox.
- Sie darf über den Verkehr mit Telekommunikationsmitteln entscheiden und alle hiermit zusammenhängenden Willenserklärungen (z.B. Vertragsabschlüsse, Kündigungen) abgeben.

Digitale Medien Ja ☐ Nein ☐

- Sie darf unabhängig vom Zugangsmedium (z.B. PC, Tablet, Smartphone) auf meine sämtlichen Daten im World Wide Web (Internet), insbesondere Benutzerkonten, zugreifen und hat das Recht, zu entscheiden, ob diese Inhalte beibehalten, geändert oder gelöscht werden sollen oder dürfen. Sie darf sämtliche hierzu erforderlichen Zugangsdaten nutzen und diese anfordern.

---

*) Eine Genehmigung des Betreuungsgerichtes ist nicht erforderlich, wenn zwischen dem Bevollmächtigten und dem behandelnden Arzt Einvernehmen darüber besteht, dass die Erteilung, die Nichterteilung oder der Widerruf der Einwilligung dem Willen des Patienten entspricht (§ 1904 Abs. 4 und 5 BGB).

**) In diesen Fällen hat der Bevollmächtigte eine Genehmigung des Betreuungsgerichts einzuholen (§ 1906 Abs. 2, 3a und 5 BGB).

Bitte auch diese Seite unterschreiben:

....

(Ort, Datum) (Unterschrift des Vollmachtgebers/der Vollmachtgeberin)

Vertretung vor Behörden und Gerichten Ja ☐ Nein ☐

- Sie darf mich bei Behörden, Versicherungen, Renten- und Sozialleistungsträgern vertreten.
- Sie darf mich gegenüber Gerichten vertreten sowie Prozesshandlungen aller Art vornehmen.

Vermögenssorge Ja ☐ Nein ☐

- Sie darf mein Vermögen verwalten und hierbei alle Rechtshandlungen und Rechtsgeschäfte im In- und Ausland vornehmen, Erklärungen aller Art abgeben und entgegennehmen sowie Anträge stellen, abändern, zurücknehmen, namentlich
  - über Vermögensgegenstände jeder Art verfügen
  - Zahlungen und Wertgegenstände annehmen, Verbindlichkeiten eingehen
  - mich im Geschäftsverkehr mit Kreditinstituten vertreten
  - Willenserklärungen bezüglich meiner Konten, Depots und Safes abgeben
  - Schenkungen vornehmen, soweit sie einem rechtlichen Betreuer rechtlich gestattet sind

Befreiung vom Verbot des § 181 BGB Ja ☐ Nein ☐

- Die bevollmächtigte Person ist vom gesetzlichen Verbot des § 181 BGB (»Insichgeschäft«) befreit. (Bitte beachten Sie hierzu unsere Erläuterungen im Informationsblatt).

Regelung der Bestattung Ja ☐ Nein ☐

- Ich will, dass die bevollmächtigte Person meine Bestattung nach meinen Wünschen regelt.

Betreuungsverfügung Ja ☐ Nein ☐

Falls trotz dieser Vollmacht eine gesetzliche Vertretung (»rechtliche Betreuung«) erforderlich sein sollte, bitte ich, die oben bezeichnete Vertrauensperson als Betreuer zu bestellen.

Hinweis an den Vollmachtgeber:

Zur Form der Vollmacht (Beglaubigung oder notarielle Beurkundung) beachten Sie unbedingt die Hinweise in unserem Informationsblatt.

....

(Ort, Datum) (Unterschrift des Vollmachtgebers/der Vollmachtgeberin)

....

(Ort, Datum) (Unterschrift des Vollmachtnehmers/der Vollmachtnehmerin)

PUTZ • SESSEL • STELDINGER

RECHTSANWÄLTE • KANZLEI FÜR MEDIZINRECHT

Quagliostraße 7 · 81543 München · Telefon: 089 / 65 20 07 · Fax: 089 / 65 99 89

kanzlei@putz-medizinrecht.de • www.putz-medizinrecht.de

Modifizierung der Garantenpflicht für den Suizid

Ein Suizident sollte für seinen betreuenden Arzt/Ärztin unbedingt vor der Selbsttötung anwaltliche Beratung suchen und folgende Erklärung **handschriftlich** verfasst und unterschrieben abgeben:

Erklärung

Ich,

....
Name, Vorname, Geburtsdatum

erkläre hiermit Folgendes:

Nach reiflicher Überlegung erkläre ich aufgrund meiner gesamten Lebenseinstellung und aufgrund meiner derzeitigen gesundheitlichen Situation folgendes: ich möchte durch Suizid aus dem Leben scheiden.
Ich möchte dabei von dem Arzt / Ärztin

....
Name des Arztes / Ärztin

in meiner allerletzten Lebensphase palliativ betreut werden.
Dies bedeutet konkret:
In der Phase zwischen Suizid-Handlung und Eintritt des Todes soll Herr / Frau Dr. .... mit allen palliativmedizinischen Maßnahmen den Sterbevorgang einerseits zulassen und andererseits bei Bedarf erleichtern, z.B. Angst, Durstgefühl, Schmerzen oder Erbrechen bekämpfen, verhindern oder lindern.
Keinesfalls darf er / sie den Todeseintritt durch irgendeine Maßnahme, sei es durch eine eigene ärztliche Maßnahme oder sei es durch die Benachrichtigung einer anderen Person, wie z.B. eines Notarztes, verhindern. Insofern wird er / sie aus der Stellung eines Garanten für mein Leben entlassen.

...., den......................
Ort Datum

....
Unterschrift

Putz • Sessel • Steldinger - Rechtsanwälte - Kanzlei für Medizinrecht
Quagliostr. 7, 81543 München. Tel.: 089 – 652007, FAX: 089 – 659989
Nachdruck oder Kopieren dieses Textes ist nur mit dieser Quellenangabe erlaubt (Dez. 2016)

Register

Kursiv gesetzte Zahlen beziehen sich auf den Anhang.